现代口腔颌面医学影像学 规范诊断手册

U0197033

"十三五"国家重点出版物出版规划项目
北大医学口腔临床规范诊疗丛书

现代口腔颌面医学影像学规范诊断手册

主　编　傅开元

主　审　马绪臣　张祖燕

编　者　（按姓名汉语拼音排序）

　　　　傅开元　雷　杰　李　刚　刘木清

　　　　柳登高　孙志鹏　王晓艳　谢晓艳

　　　　张　刚　张铁军　赵燕平

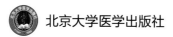

北京大学医学出版社

XIANDAI KOUQIANG HEMIAN YIXUE YINGXIANGXUE
GUIFAN ZHENDUAN SHOUCE

图书在版编目（CIP）数据

现代口腔颌面医学影像学规范诊断手册/ 傅开元主编. —北京：
北京大学医学出版社，2022.10
　ISBN 978-7-5659-2344-9

　Ⅰ.①现… Ⅱ.①傅… Ⅲ.①口腔颌面部疾病－影像
诊断－手册 Ⅳ.①R816.98-62

　中国版本图书馆CIP数据核字（2022）第247754号

现代口腔颌面医学影像学规范诊断手册

主 　编：傅开元
出版发行：北京大学医学出版社
地 　址：（100191）北京市海淀区学院路38号 北京大学医学部院内
电 　话：发行部 010-82802230；图书邮购 010-82802495
网 　址：http：//www.pumpress.com.cn
E - m a i l：booksale@bjmu.edu.cn
印 　刷：北京信彩瑞禾印刷厂
经 　销：新华书店
策划编辑：董采萱
责任编辑：靳　奕　董采萱 **责任校对：**靳新强 **责任印制：**李　啸
开 　本：889 mm × 1194 mm 1/32 **印张：**9 **字数：**259 千字
版 　次：2022年10月第1版 2022年10月第1次印刷
书 　号：ISBN 978-7-5659-2344-9
定 　价：80.00元

20 年前，北京医科大学口腔医学院（现北京大学口腔医学院）先后编写出版了《现代口腔科诊疗手册》和"口腔临床医师丛书"。这两套书籍因其便于携带、易于查阅、实用性强的手册形式，言简意赅、富有科学性和指导性的编写风格，受到了广大读者的欢迎和喜爱。其间，我收到了很多读者和一些作者的反馈，北京大学医学出版社的领导也多次向我提出，希望北京大学口腔医学院再次启动丛书的修订再版。

时隔 20 年，口腔医学发生了翻天覆地的变化，新理论、新知识、新技术、新材料不断涌现。随着显微根管治疗和现代口腔种植技术的广泛应用，现代牙体牙髓治疗和口腔修复与传统的"补牙"和"镶牙"已经不是一个概念；部分以手工操作为主的技工室已经被全自动化的无人车间所替代。数字化技术的广泛应用显著提高了口腔疾病诊疗的质量和效率。口腔医生需要及时更新自己的知识，不断"充电"，才能跟上口腔医学知识和技术的快速发展，才能满足口腔疾病诊治的需要。我们编写出版的诊疗手册也理所当然地要反映出这些年口腔医学领域的新进展。

基于此，北京大学口腔医学院组织专家修订了丛书，更名为"北大医学口腔临床规范诊疗丛书"，内容扩展为 10 个分册，涵盖口腔临床医学的各个专科，使其更为系统和完整。本着规范与创新相结合的原则，这套丛书既重点叙述经典的诊疗规范，也适当介绍前沿新概念、新知识和新技术的临床应用。在保持简便实用的手册风格的基础上，采用现代图书出版的数字化技术，大大增强了丛书的可读性。通过这一系列的更新和改进，新手册将以崭新的面貌呈现在广大读者面前，也将再次得到大家的欢迎和喜爱。可喜的是，这套丛书还顺利入选

"十三五"国家重点出版物出版规划项目，并得到了国家出版基金的资助。

北京大学口腔医学院（北京大学口腔医院）是国际上规模最大的口腔专科医院，是国家口腔医学中心，也是我国建院历史悠久、综合实力一流的口腔医学院校，长期以来发挥着口腔医学界领头羊的作用。参加本套丛书编写的作者都是活跃在临床一线的口腔医学专家，具有丰富的临床和教学经验。由他们编写而成的诊疗手册具有很强的权威性、指导性和实用性。

衷心祝贺"北大医学口腔临床规范诊疗丛书"出版面世，祝贺北京大学口腔医学院在打造口腔医学诊疗手册传世精品的道路上迈出了雄健的步伐！也诚挚地把这套手册推荐给我们的口腔医学同道。

俞光岩

丛书前言

北京大学口腔医学院编写的《现代口腔科诊疗手册》和"口腔临床医师丛书"小巧实用，便于随身携带查阅，出版以来，深受广大口腔医师欢迎，成为口腔医师的良师益友。为了适应口腔医学的不断发展，提升丛书质量，使丛书能够更好地服务于临床工作，满足不断增长的口腔医师临床工作的需求，我们对丛书进行了更新，并更名为"北大医学口腔临床规范诊疗丛书"。

"北大医学口腔临床规范诊疗丛书"共包含 10 个分册，即《现代口腔颌面外科学规范诊疗手册》《现代口腔修复学规范诊疗手册》《现代口腔正畸学规范诊疗手册》《现代牙体牙髓病学规范诊疗手册》《现代牙周病学规范诊疗手册》《现代儿童口腔医学规范诊疗手册》《现代口腔黏膜病学规范诊疗手册》《现代口腔全科医学规范诊疗手册》《现代口腔颌面医学影像学规范诊断手册》和《现代口腔颌面病理学规范诊断手册》。这套手册内容涵盖了口腔临床的各个专科，成为一套系统、完整的口腔医学诊疗手册。为适应住院医师规范化培训需求，此次修订增加了口腔颌面医学影像学、口腔颌面病理学和口腔全科医学方面内容的三个分册。

近年来，口腔临床医学得到了很大发展。数字化口腔医学技术在临床中普遍应用，口腔医学新知识、新技术和新疗法不断涌现并逐步成熟。这套手册在介绍经典诊疗规范的同时，注意适当介绍前沿新概念、新知识和新技术的临床应用，以保证整套手册内容的先进性。在编写方式上，本版手册尝试采用了现代图书出版的数字化技术，既丰富了内容，也使内容的呈现方式更加多元化，明显提高了本套丛书的可读性与临床实用性。这些新编写方式的采用既给编者们提供了更多展示手册内容的手段，也提出了新的挑战。感谢各位编委在繁忙的工作中适应新的要求，为这套手册的编写所付出的辛勤劳动和智慧。

这套手册是在北京大学口腔医学院前两套手册基础上的传承，感谢前辈们为这套手册的出版所做出的贡献。中华口腔医学会原会长俞光岩教授担任丛书顾问并作序，提出了宝贵的修改意见。这套手册的修订也得到了北京大学医学出版社的大力支持。在此，向所有为丛书编写出版做出努力和贡献的同仁致以崇高的敬意！

由于丛书编写涉及口腔各专科领域，各专科存在交叉重叠情况，编写人员专业特长不同，加之水平有限，书中难免存在不足之处，敬请广大读者给予批评指正！

郭传瑸

前 言

本书是国家出版基金资助项目、"十三五"国家重点出版物出版规划项目"北大医学口腔临床规范诊疗丛书"中的一册。口腔颌面影像学表现是口腔临床医学多学科、多种疾病诊断和治疗不可或缺的重要参考依据。毋庸置疑，医学影像学的进步一定会推动临床医学多学科的发展。所以，本书的编写不仅针对口腔医学影像科医生，也适用于口腔临床医学多学科的医生，特别是正在进行规范化培训的年轻医生。

本书不同于传统的教材，也不同于学术专著，除了系统讲解口腔颌面影像学知识外，还专门讲解了相关投照技术的规范、阅片程序和诊断报告的书写规范等。在第一章"口腔颌面医学影像学技术"中，详细讲解了投照前准备、操作程序、投照后相关事宜，并配有相应的操作视频；在第二章专门讲解了口腔颌面医学影像阅片程序及诊断报告的书写规范。此外，在疾病诊断章节的每一章后均有一节病例诊断示范，供医学影像科医生书写报告参考。

本书内容全部由北京大学口腔医院医学影像科的教师撰写。作为一本规范诊断手册，写作时我们尽量做到准确、实用和简明扼要，从临床特点、影像学要点和鉴别诊断三个方面，采用提纲式表述来描述每一种疾病。尽管全体编者尽己所能，为此书的撰写付出了艰辛的努力，但终因水平所限，其中的纰漏和错误难以避免，恳请广大读者批评指正。

傅开元

目　录

第一章

口腔颌面医学影像学技术

口腔颌面医学影像投照的规范化是图像质量的根本保证。随着人们生活水平的提高、全民防护意识的增强和技术的进步，口腔颌面投照的规范化有了新的内涵和外延。现在的口腔颌面投照规范化已经不仅局限于投照过程的规范化，而是包括医院感染（简称院感）控制、放射防护在内的全流程操作规范化。目的就是隔绝医生和患者之间、患者和患者之间交叉感染的可能性，最大限度地对患者进行保护，避免不必要的、可能由 X 线产生的放射风险。故此，本章每一节均强调了医院感染控制和放射防护的具体操作。

第一节　口腔颌面放射防护

为了有效降低放射线可能对人体造成损害的风险，国际放射防护委员会提出了放射防护三原则，即实践的正当性、放射防护最优化和个人剂量限值。具体到医疗实践中，就是合理选择 X 线检查的适应证，使获得的诊断信息大于放射风险；尽量优化组合检查过程中的各个环节，使包括机房、检查项目、成像设备的日常维护、具体应用和是否使用放射防护用品等各个方面都能够严格遵守相关规定；严格遵守放射剂量限值的规定，职业人员每年不超过 20 mSv，公众每年不超过 1 mSv。

总体来说，拍摄一张口腔颌面部 X 线片的放射剂量不高，如拍摄一张根尖片约为 5 μSv，拍摄一张曲面体层片不超过 24 μSv。但是由于拍摄的数量巨大，导致累积剂量大幅升高，由此增加了全民的集体剂量负担。据估计，每增加 50 mSv，每百万人口中就有可能增加一人罹患癌症的风险。为此，我们在具体实践中，要做好放射防护。

临床实践中，放射防护的具体措施包括：屏蔽防护、距离防护和时间防护。屏蔽防护主要指利用对 X 线有吸收作用的物体作为屏障来防止 X 线对非兴趣区的照射，包括铅屏风和铅围脖等。除曲面体层片外，在投照过程中，必须给患者佩戴铅围脖。对于曲面体层片的拍摄，在不影响图像质量的前提下，建议给患者佩戴铅围脖。距离防护主要是利用放射线的剂量强度与距离的平方成反比这一原理实施的。所以，在不具备基本防护的条件下，工作人员应充分利用距离防护这一特点，在远离主射线方向的情况下进行自我保护。时间防护主要是指在实践中多采用对 X 线敏感的拍摄系统（如数字化拍摄系统、快速增感屏系统）和减少重复拍照等。

第二节 根尖片投照规范

根尖片是最常用的口腔医学影像检查方法之一，主要用于牙体、牙髓和根尖周疾病的诊断，如龋病、牙髓钙化、牙内吸收、根尖周病变、牙发育异常、牙周炎、牙外伤、牙根纵裂、修复体、种植体及某些系统性疾病累及牙槽骨的检查。常用的投照技术为分角线投照和平行投照，我们将分别叙述。

一、投照前准备

1. 核对申请单，包括姓名、性别、年龄和牙位等。
2. 采用擦拭方式消毒诊椅和 X 线球管。
3. 给影像接收器安放保护套，防止交叉感染。
4. 嘱患者摘掉眼镜、帽子及可摘局部义齿等阻射 X 线物品。
5. 为患者佩戴铅围脖，铅围脖应紧贴颈前部。
6. 根据被照牙位、患者年龄、组织厚度等选择适宜的曝光参数。
7. 手部消毒后佩戴一次性乳胶手套。

二、投照程序及方法

(一)分角线投照

1.患者体位　患者取坐位,矢状面与地面垂直。投照上颌前牙时,上前牙唇侧面与地面垂直;投照上颌后牙时,听鼻线(外耳道口上缘至鼻翼的连线)与地面平行。投照下颌前牙时,头稍后仰,下前牙唇侧面与地面垂直;投照下颌后牙时,听口线(外耳道口上缘至口角的连线)与地面平行。

2.影像接收器放置及固定　影像接收器感光面紧贴被检查牙舌(腭)侧。投照前牙时,影像接收器竖放,边缘高出切缘 7mm 左右;投照后牙时,影像接收器横放,边缘高出殆面 10mm 左右,将影像接收器固定后投照。

3.X线中心线

(1)中心线角度:垂直角度是指球管中心线在头足侧方向上与地面的夹角,倾斜向下(足侧)为正,倾斜向上(头侧)为负。根据分角线投照原理,X线中心线应垂直于牙体长轴与影像接收器之间夹角的角平分线。X线中心线向牙弓近中、远中方向所倾斜的角度称为水平角度,投照时 X线中心线应尽量与被检查牙的邻面切线平行。根尖片投照垂直角度参考值见表 1-1。

表 1-1　根尖片投照垂直角度参考值

分类	上颌	下颌
切牙	+42°	-15°
尖牙	+45°	-20° ~ -18°
前磨牙	+30°	-10°
磨牙	+28°	-5°

注:此表是在患者体位正确的前提下使用胶片投照时的垂直角度参考值。在投照数字片以及遇到全口无牙、腭部低平、口底较浅的患者和儿童时,要酌情增加垂直角度;如遇到腭部较高、口底较深的患者,要酌情减少垂直角度。

(2)中心线位置:X线中心线需通过被检查牙根中部,其在体表位置如下。

1）投照上颌牙时，以外耳道口上缘至鼻尖连线为假想连线，X线中心线通过部位分别为：①投照上颌中切牙时通过鼻尖。②投照上颌单侧中切牙及侧切牙时，通过鼻尖与投照侧鼻翼连线的中点。③投照上颌单尖牙时，通过投照侧鼻翼。④投照上颌前磨牙及第一磨牙时，通过投照侧自瞳孔向下的垂直线与外耳道口上缘和鼻尖连线的交点，即颧骨前方。⑤投照上颌第二磨牙和第三磨牙时，通过投照侧自眼外眦向下的垂线与外耳道口上缘和鼻尖连线的交点，即颧骨下缘。

2）投照下颌牙时，X线中心线均在沿下颌骨下缘上 1 cm 的假想连线上，对准被检查牙的部位射入。

(二) 平行投照

1. 患者体位　同分角线投照体位。

2. 影像接收器放置及固定　影像接收器的放置应使用平行投照持片夹。投照上颌前牙时，影像接收器竖放置于硬腭后份；投照下颌前牙时，影像接收器竖放置于舌下；投照上颌后牙时，影像接收器横放置于腭中缝附近；投照下颌后牙时，影像接收器横放置于被照牙附近。嘱患者咬住咬合板。

3. X线中心线位置　球管对准持片夹口外定位圈入射，使 X 线中心线垂直于影像接收器（牙体长轴）并避免投照切空。

三、投照后相关事宜

1. 取出影像接收器，去除保护套。

2. 如果是平行投照，将平行投照持片夹放入消毒桶中，待消毒后备用。

3. 摘下一次性乳胶手套，放入医疗垃圾箱。如果是成像板（imaging plate，即 IP 板），将 IP 板放入成像板扫描仪中读取图像。

4. 将冲洗完成的胶片核对信息无误后交给患者。数字片调整好对比度，核对好信息后上传至医生工作站或影像存储与传输系统（picture archiving and communication system，PACS）；图像用热敏相纸打印，交给患者。

四、操作视频

操作视频包括分角线投照技术和平行投照技术，每种投照方法均包括上颌前牙、上颌后牙、下颌前牙、下颌后牙的根尖片投照（视频 1-1，扫描二维码观看）。

视频 1-1　根尖片投照操作

第三节　𬌗翼片投照规范

𬌗翼片也称咬合翼片，可显示上、下牙牙冠部分及相应的牙槽嵴顶影像，主要用于检查邻面龋、髓石、牙髓腔、充填物边缘密合情况、牙槽嵴顶病变等，特别是临床尚不易发现的早期龋以及充填后继发龋等。

一、投照前准备

同根尖片投照。

二、操作程序及方法

1. 患者体位　坐位，头矢状面与地面垂直。

2. 影像接收器放置及固定　影像接收器短轴与磨牙长轴平行，固定于𬌗翼片夹上，放于上、下颌磨牙舌侧。将𬌗翼片夹伸出部分放于被照牙咬合面上，请患者于正中𬌗位咬住𬌗翼片夹伸出部。

3. X 线中心线位置　以 +8° 角对准影像接收器中心，通过上颌磨牙咬合面上方 0.5 cm 射入，并使 X 线水平角度与被照牙邻面平行。如果用𬌗翼片持片夹投照，球管对准口外定位圈即可。

三、投照后相关事宜

1. 取出影像接收器，去除保护套。

2. 如果用殆翼片持片夹投照，将持片夹放入消毒桶中，待消毒后备用。

3. 摘下一次性乳胶手套和殆翼片夹，放入医疗垃圾箱。如果是IP 板，将 IP 板放入成像板扫描仪中读取图像。

4. 将冲洗完成的胶片核对信息无误后交给患者。数字片调整对比度，核对信息后上传至医生工作站或 PACS 系统；图像用热敏相纸打印，交给患者。

四、操作视频

殆翼片投照操作见视频 1-2（扫描二维码观看）。

视频 1-2　殆翼片规范化投照

第四节　殆片投照规范

一、上颌前部殆片

上颌前部殆片也称上颌前部咬合片，可显示上颌前部牙和牙槽骨情况，同时可显示腭板骨质、上颌窦、鼻泪管、鼻中隔等结构，主要用于观察上颌前部骨质病损及乳、恒牙情况。

（一）投照前准备

同根尖片投照。

（二）操作程序及方法

1. 患者体位　患者坐位，头矢状面与地面垂直，听鼻线（外耳道口上缘与鼻翼的连线）与地面平行。

2.影像接收器放置及固定　影像接收器长轴与头矢状面平行，放置于上、下颌牙之间，嘱患者于正中𬌗位咬住影像接收器。

3.X线中心线位置　向足侧倾斜65°角对准头矢状面，由鼻骨和鼻软骨交界处射入影像接收器中心。焦点与影像接收器的距离为 40 ～ 45 cm。

（三）投照后相关事宜

1.取出影像接收器，去除保护套。

2.摘下一次性乳胶手套，放入医疗垃圾箱。如果是 IP 板，将 IP 板放入成像板扫描仪中读取图像。

3.将冲洗完成的胶片核对信息无误后交给患者。数字片调整好对比度，核对好信息后上传至医生工作站或 PACS 系统；图像用热敏相纸打印，交给患者。

（四）操作视频

上颌前部𬌗片投照操作见视频 1-3（扫描二维码观看）。

视频 1-3　上颌前部𬌗片规范化投照

二、上颌后部𬌗片

上颌后部𬌗片也称上颌后部咬合片，可显示一侧上颌牙列和牙槽骨、上颌窦外下份，以及重叠于磨牙牙根的颧突影像，主要用于观察一侧上颌后部骨质病变。

（一）投照前准备

同根尖片投照。

（二）操作程序及方法

1. 患者体位　患者坐位，头矢状面与地面垂直，听鼻线与地面平行。

2. 影像接收器放置及固定　将影像接收器置于上、下颌牙之间，尽量向后并向被检查侧放置。影像接收器长轴与头矢状面平行，嘱患者正中殆位咬住影像接收器。

3. X 线中心线位置　向足侧倾斜 60° 角，水平角度与被检查侧前磨牙邻面平行，对准被检侧眶下孔的外侧射入（眼外眦下方 2 cm 射入）。焦点与影像接收器的距离为 40 ~ 45 cm。

（三）投照后相关事宜

同上颌前部殆片投照。

（四）操作视频

上颌后部殆片投照操作见视频 1-4（扫描二维码观看）。

视频 1-4　上颌后部殆片规范化投照

三、下颌前部殆片

下颌前部殆片也称下颌前部咬合片，可显示下颌颏部情况，包括下颌前部牙列和颌骨，以及下颌骨下缘。用于观察下颌颏部骨折及其他颏部骨质病变。

（一）投照前准备

同根尖片投照。

（二）操作程序及方法

1. 患者体位　患者坐位，头部后仰，矢状面与地面垂直，使影像接收器与地面成 55° 角。

2. 影像接收器放置及固定　将影像接收器置于上、下颌牙之间，尽量向后放置。影像接收器长轴与头矢状面平行，并使影像接收器长轴中线位于上、下中切牙之间，嘱患者于正中殆位咬住影像接收器。

3. X 线中心线位置　以 0° 角对准头矢状面，由颏部射入。焦点与影像接收器的距离为 40 ~ 45 cm。

（三）投照后相关事宜

同上颌前部殆片投照。

（四）操作视频

下颌前部殆片投照操作见视频 1-5（扫描二维码观看）。

视频 1-5　下颌前部殆片规范化投照

四、下颌横断殆片

下颌横断殆片也称下颌横断咬合片，可显示下颌体和牙弓的横断面影像，用于检查下颌体骨质有无颊舌侧膨胀、下颌体骨折移位、异物和下颌下腺导管结石等。

（一）投照前准备

同根尖片投照。

（二）操作程序及方法

1. 患者体位　患者坐位，头矢状面与地面垂直，听鼻线与地面垂直。

2. 影像接收器放置及固定　将影像接收器置于上、下颌牙之间，尽量向后放置。影像接收器长轴与头矢状面平行，并使影像接收器长轴中线位于上、下中切牙之间，嘱患者于正中殆位咬住影像接收器。

3.X 线中心线位置　对准头矢状面，经两侧下颌第一磨牙连线中点垂直于影像接收器射入。焦点与影像接收器的距离为 40～45 cm。

（三）投照后相关事宜

同上颌前部殆片投照。

（四）操作视频

下颌横断殆片投照操作见视频 1-6（扫描二维码观看）。

视频 1-6　下颌横断殆片规范化投照

第五节　曲面体层片投照规范

曲面体层片可显示全口牙齿、颌骨、鼻腔、上颌窦及颞下颌关节等解剖结构，适用于颌骨多发病变、范围较大的颌骨病变、双侧颌骨的对比及对原因不明症状的筛查。

一、投照前准备

1.核对申请单，包括姓名、性别、年龄，了解病情，明确检查目的和拍摄部位。

2.采用擦拭方式消毒颏托、额托、颞夹和扶手。

3.嘱患者摘掉眼镜、耳环、项链、发卡及可摘局部义齿等阻射 X 线物品。

4.计算机 X 线摄影（computed radiography，CR）投照时，输入患者信息，将与患者信息匹配好的成像板放在置片架上，等待曝光；数字 X 线摄影（digital radiography，DR）投照时，输入患者信息后等待曝光。

5. 在不影响成像的情况下，为患者佩戴铅围脖，铅围脖应紧贴颈前部。根据患者年龄、组织厚度选择适宜的曝光参数。

二、操作程序及方法

患者立位或坐位，腰部挺直，双手握住扶手，双肩自然下垂，颈椎呈垂直状态或稍向前倾，切牙呈对刃位（或切牙切缘咬在𬌗板槽内），下颌颏部放在颏托正中，调整患者头部，使头正中矢状面垂直于地面，即激光定位线通过鼻根部、鼻尖点和颏中部，保持左右对称。投照曲面体层片时，调节机器高度，使听眶线（外耳孔上缘与眶下缘的连线）与听鼻线（外耳孔上缘与鼻翼的连线）的分角线与地面平行，体层域定位线位于上颌尖牙的位置。调整好机器高度和头部位置后，用颞夹或额托固定住头部不动。按住曝光按钮，直到曝光完毕。

三、投照后相关事宜

1. 曝光结束后，松开颞夹，嘱患者慢慢退出，取下铅围脖，完成投照。

2. 如为 CR，投照后需取出成像板，放入扫描仪内读取图像；调整图像的明暗度和对比度，并上传至医生工作站或医院 PACS 系统。如为 DR，直接将数字成像的图像上传到医生工作站或医院 PACS 系统。

四、操作视频

曲面体层片投照操作包括 CR 和 DR 两种方法，详见视频 1-7（扫描二维码观看）。

视频 1-7　曲面体层片规范化投照

第六节 头影测量片投照规范

头影测量用于分析健康人及错𬌗畸形患者牙、颌、面形态结构，研究颅颌面生长发育及记录矫治前后牙、颌、面形态结构的变化，有时亦用于颅、颌、面异物定位。头影测量片主要包括定位头颅侧位片和定位头颅正位片。

一、投照前准备

1. 核对申请单，包括姓名、性别、年龄，了解病情，明确检查目的和投照部位。

2. 对耳塞、标尺进行擦拭消毒。

3. 嘱患者摘掉眼镜、耳环、项链、发卡及可摘局部义齿等阻射X线物品。

4. CR投照时，输入患者信息，将与患者信息匹配好的成像板放在置片架上，等待曝光；DR投照时，输入患者信息后等待曝光。

5. 为患者佩戴铅围脖，铅围脖应紧贴颈前部。根据患者年龄、组织厚度选择适宜的曝光参数。

二、操作程序及方法

（一）定位头颅侧位片

1. 患者体位　患者取坐位或站立于头颅定位架中间，面向技师。调节机器高度，使头颅定位架耳塞与患者外耳道口平齐，头矢状面与影像接收器平行并与地面垂直，将两侧耳塞分别放进外耳道口内。轻抬机器使耳塞贴在外耳道口上缘。嘱患者头往前顶，使耳塞贴在外耳道口后缘，避免颈椎与下颌升支重叠。调整头部位置，使患者听眶线（外耳道口上缘与眶下缘的连线）与地面平行，标尺放于鼻根部，嘱患者咬在正中𬌗位或遵医嘱。

2. 影像接收器放置　将影像接收器放于置片架上。

3. X线中心线位置　对准外耳道口并且保证两侧外耳道口影像相互重叠，X线中心线垂直于影像接收器投照。

（二）定位头颅正位片

1.患者体位 患者取坐位或站立于头颅定位架中间，影像接收器位于患者面部前方。将头颅定位架的耳塞调整至与患者外耳道口平齐，将两侧耳塞分别放进外耳道口内。患者头矢状面与影像接收器垂直，听眶线与地面平行，并与影像接收器垂直，嘱患者咬在正中殆位。

2.影像接收器放置 将影像接收器放于置片架上。

3.X线中心线位置 自患者后方穿过两侧外耳道口连线中点向前到达影像接收器，X线中心线与影像接收器垂直。

三、投照后相关事宜

1.曝光结束后，松开耳塞，嘱患者慢慢退出，取下铅围脖，完成投照。

2.如为CR，投照后需取出成像板，放入扫描仪内读取图像；调整图像的明暗度和对比度，并上传至医生工作站或医院PACS系统。如为DR，直接将数字成像的图像上传到医生工作站或医院PACS系统。

四、操作视频

定位头颅侧位片投照操作包括CR和DR两种方法，详见视频1-8（扫描二维码观看）。

视频1-8 定位头颅侧位片规范化投照

第七节 许勒位平片投照规范

许勒位片主要用于观察颞下颌关节窝、关节结节、髁突及关节间隙的病变。投照过程需使用专用头颅固位架。此固位架上有耳塞，可以辅助头部定位，以降低投照难度。

一、投照前准备

1.核对申请单，包括姓名、性别、年龄，了解病情，明确检查目的和投照部位。

2.对固位架板面及耳塞进行擦拭消毒。

3.嘱患者摘掉眼镜、耳环、发卡等阻射 X 线物品。

4.如为 CR,需输入患者信息，将与患者信息匹配好的成像板放在置片架上，等待曝光。

5.为患者佩戴铅围脖，铅围脖应紧贴颈前部。根据患者年龄、组织厚度选择适宜的曝光参数。

二、操作程序及方法

1.患者体位 患者取坐位，将固位架板面上的耳塞放进被检侧的外耳道口内，再将另一侧耳杆下端的耳塞放于对侧的外耳道口内，此时患者头矢状面与影像接收器平行。调整头部位置，使听眶线（外耳道口上缘与眶下缘的连线）与听鼻线（外耳道口上缘与鼻翼的连线）的分角线与地面平行，嘱患者咬在正中𬌗位拍摄闭口位片或于大张口时拍摄张口位片。

2.X 线中心线位置 向足侧倾斜25°角，对准对侧外耳道口上方5cm 处射入，焦点与影像接收器的距离为75cm。面宽的患者可略减少垂直角度，面窄的患者可略增加垂直角度。

三、投照后相关事宜

1.松开耳塞，取下铅围脖，完成投照。

2.如为 CR,投照后取出成像板，放入扫描仪内读取图像。调整好图像明暗度和对比度，将图像上传至医生工作站或医院 PACS 系统。

第八节 口腔颌面锥形束 CT 投照规范

口腔颌面锥形束 CT（cone beam computed tomography，CBCT）适用于口腔颌面部硬组织病变的检查，目前多用于埋伏牙、多生牙、根尖周病变、牙周炎、颞下颌关节疾病和牙种植检查等。扫描视野较大的机型可用于颌骨肿瘤、创伤、畸形等的诊断。

一、投照前准备

1. 核对申请单，包括姓名、性别、年龄，了解病情，明确检查目的和投照部位。

2. 采用擦拭方式消毒颏托、扶手。

3. 嘱患者摘掉眼镜、耳环、项链、发卡及可摘局部义齿等阻射 X 线物品。

4. 为患者佩戴铅围脖，铅围脖应紧贴颈前部。

5. 与患者充分沟通，嘱患者在检查时保持头颈部静止，扫描过程中避免出现吞咽、咀嚼、发音等口腔运动。

6. 输入患者信息，根据投照部位选择合适的扫描视野。根据不同机型和患者的年龄，自动设置曝光参数或手动调节管电压、管电流及扫描模式。

二、操作程序及方法

1. 患者立位或坐位，头矢状面与地面垂直，咬合面与地面平行。头部紧靠头托，颏部位于颏托正中，或患者双手扶住设备把手以稳定身体。嘱患者于正中𬌗位咬住（或遵医嘱）。检查一些特定部位时，可嘱患者在扫描过程中张口或鼓颊等，运用空气作为天然对比剂。用头带固定住患者头部，完善头部固定。

2. 通过激光定位线或定位像，确定扫描部位位于视野中心，扫描范围包括全病变区域。

3. 再次告知患者在拍摄过程中勿说话和吞咽，保持平静呼吸，开始曝光。

三、投照后相关事宜

1. 曝光完成后，松开颏托，解开头带，取下铅围脖，嘱患者慢慢离开拍摄位置，防止发生碰撞。

2. 图像重建完成后对图像质量进行检查。如果图像质量不佳，对阅片产生较大影响，需重新拍摄。

3. 调整图像的明暗度和对比度，并将图像上传至医生工作站或医院 PACS 系统。

第九节　螺旋 CT 投照规范

口腔颌面部螺旋 CT 主要用于肿瘤、复杂外伤、唾液腺疾病以及颞下颌关节疾病等的检查。

一、扫描前准备

1. 核对申请单，包括姓名、性别、年龄、病历号、检查流水号等。明确检查目的和要求。

2. 对于需要增强 CT 检查的患者，患者和家属必须认真阅读知情同意书上的所有内容，充分了解增强 CT 检查的适应证、禁忌证，重点询问患者的高血压、糖尿病、过敏史、肾功能、甲状腺功能等病史；对于糖尿病、65 岁以上患者，需查看肌酐检验报告。应向患者充分解释注射对比剂及扫描过程中可能出现的不适症状和不良反应（CT 室必须配备急救药品、设备及呼吸机等）并签字。

3. 嘱患者取下口腔内可摘义齿及头颈部所有饰品。

4. 嘱患者在机器运动过程中保持头颈部静止不动，避免扫描过程中由于吞咽、咀嚼、发音等口腔动作产生运动伪影。

5. 对于儿童或者其他不能配合检查的患者，必要时可由麻醉师在辅助镇静麻醉情况下进行检查。

6. 放射防护 给患者正确穿戴放射防护用品，如铅衣等。如有家属在检查室内陪护，陪护人员也必须穿戴铅衣等防护用品。

7. 院感控制 扫描床及头托铺置一次性巾单。

二、扫描程序及方法

（一）患者体位

患者一般取仰卧位，头颅置于头托内，使正中矢状面与地面垂直。定位线纵向通过鼻尖部，横向依据扫描范围置于中间部位，调整扫描床至适当位置。检查一些特定部位时，可嘱患者在扫描过程中做张口或鼓颊等动作，如：①检查颊部病变时，可嘱患者闭口、鼓颊；②检查舌部及腭部病变时，可嘱患者张口，舌部放松、不要抬起；③检查口底病变时，可嘱患者舌部抬起，与腭部相贴。

（二）扫描范围及方法

1. 扫描范围的确定原则是在满足临床需要的前提下，尽量减少患者的辐射剂量。

2. 常规扫描 自颅底至下颌骨下缘下方 2 cm，扫描平面与听眦平面平行。

3. 怀疑有占位性病变，特别是恶性肿瘤时，要扩大扫描范围，包括全部病变及可能受累的淋巴结（扫描至颈根部）。根据临床需要，扫描范围可上至头顶部，下至颈根部。

4. 对于需要增强 CT 检查的患者，一般采用平扫和增强扫描相结合。增强扫描一般包括动脉期和静脉期。对于腮腺及下颌下腺的增强扫描，必要时可扫 3 期，即增强早期、1 分钟延迟期、5 分钟延迟期。延迟期仅扫描腺体区。

（三）技术参数

1. 扫描电压常规为 120 kV、300 mA，儿童患者适当降低电压，体格较壮的患者可适当增加电压至 140 kV。

2. 自动曝光设置：①准直器宽度：1.25 ~ 3.75 mm。②扫描层厚：1.25 ~ 2.5 mm（必要时 0.625 mm）。③螺距：（1 ~ 1.625）:1。④扫描野：20 cm×20 cm 至 25 cm×25 cm。⑤矩阵：≥512×512。

常规采用软组织算法重建，骨疾病可选择骨组织算法重建。

三、扫描后相关事项

1. 帮助患者取下防护用品，让患者离开投照室。

2. 根据临床需求打印软组织窗及骨窗图像，一般应包括轴位、冠状位、矢状位及三维立体图像；将所有图像上传到医生工作站或 PACS 系统供医生随时调取。必要时，将 CT 检查图像刻好光盘交予患者保存。

第十节　唾液腺造影技术

唾液腺造影通常只限于腮腺及下颌下腺，主要用于唾液腺慢性炎症、舍格伦综合征、唾液腺良性肥大、肿瘤、涎瘘、导管阴性结石，以及需要确定唾液腺周围组织病变是否已侵及腺体及导管时进行的检查。其中唾液腺造影技术分为腮腺造影和下颌下腺造影，后文将分别叙述。

一、造影及投照前准备

1. 核对申请单，包括姓名、性别、年龄和造影部位，明确检查目的和要求。

2. 向患者交代注意事项，陪同患者逐一阅读知情同意书的条目，在确认患者对碘制剂不过敏、没有慢性病或慢性病控制良好的情况下，嘱患者签署唾液腺造影知情同意书。未成年人应在监护人陪同下阅读知情同意书，并由监护人签署。

3. 对诊椅、照明灯调节杆进行擦拭消毒。

4. 嘱患者摘掉眼镜、帽子及可能影响图像质量的阻射 X 线物品。

5. 患者坐于牙椅上，并嘱患者在造影过程中如有不适举手示意，告知医生。

6. 造影前，医生洗手后佩戴一次性乳胶手套。

7. 器械及药品准备　圆头探针、冲洗器、60% 泛影葡胺或

40% 碘化油。

二、造影程序及方法

（一）腮腺造影

将患者颊部向外牵开，从外侧由后向前挤压腺体，促进唾液分泌，找到导管口，用 0.5% 聚维酮碘在导管口局部黏膜消毒。使用钝头细探针轻柔探入导管，并扩张导管口。将装有造影剂的冲洗器头插入导管口，向前牵拉患者同侧口角，使导管平直，将冲洗器头向后外方向全部插入导管。缓慢注射 60% 泛影葡胺（成人）或 40% 碘化油（儿童），成人一般用量约 1.5 ml，儿童一般用量 0.5 ~ 1.0 ml，常需根据病变性质及患者年龄和反应情况加以调整。使用水剂造影剂时，注射完毕后，嘱患者咬住针管后投照；如为油剂造影剂，则用纱卷压住导管口，拔出针头，擦净溢至口内的造影剂后即可投照（充盈片）。

投照后，用蘸有 2.5% 柠檬酸的棉签刺激舌背前 1/3 处 1 分钟，嘱患者将棉签丢弃于黄色医疗垃圾桶内，在拍摄充盈片后 5 分钟，再次拍摄（功能分泌片）。

医生摘下一次性乳胶手套，放入医疗垃圾箱内。

（二）下颌下腺造影

嘱患者舌尖上抬，从外侧由后外向前挤压腺体，促进唾液分泌，找到导管口，用 0.5% 聚维酮碘在导管口局部黏膜消毒。使用钝头细探针轻柔探入导管，并扩张导管口。将装有造影剂的冲洗器头插入导管口，使冲洗器头向后、外、下方向全部插入导管。下颌下腺造影剂注入量一般为 1 ml，但需要根据病变性质、患者年龄及注射时反应来进行调整。造影剂可用 60% 泛影葡胺或 40% 碘化油。如使用油剂造影剂，在注射完毕后，用纱卷压住导管口，拔出针头，擦净溢至口内的造影剂后即可投照；如使用水剂造影剂，则需注射造影剂后保留针头投照（充盈片）。

投照后，用蘸有 2.5% 柠檬酸的棉签刺激舌背前 1/3 处 1 分钟，在拍摄充盈片后 5 分钟，再次拍摄（功能分泌片）。

三、投照程序及方法

（一）腮腺造影投照

腮腺造影片位通常包括侧位充盈片和功能分泌片，两种片位的投照方式一致。

患者取坐位，胶片或 IP 板与地面成 65°~70° 角，患者的检查侧贴近胶片或 IP 板，使下颌颏部尽量前伸，使下颌体长轴与 IP 板或胶片平行，并使 IP 板或胶片下缘超出下颌体下缘 3cm。头部矢状面与 IP 板或胶片平行。X 线中心线对准对侧下颌角，垂直角度为 0°，水平角度使球管向枕侧倾斜 5°~15° 角射入，焦点至 IP 板或胶片的距离为 40~50 cm。

（二）下颌下腺造影投照

下颌下腺造影片位包括侧位充盈片和功能分泌片，两种片位的投照方式一致。

利用头颅定位仪投照，可使两侧下颌骨影像重叠在一起。患者站立，调节耳塞高度，使外耳道口与耳塞平齐，然后将两侧耳塞放进外耳道内。此时，头矢状面与 IP 板或胶片平行。患者下颌颏部尽量前伸，并仰头使下颌骨下缘连线与地面平行。上缘包括髁突，前缘包括鼻尖。X 线中心线对准下颌角，垂直 IP 板或胶片投照。根据不同机器，焦点至胶片或 IP 板距离为 150~180 cm。

四、投照后相关事项

曝光结束后，如为 CR，投照后需取出成像板放入扫描仪内读取图像。调整图像的明暗度和对比度，并上传至医生工作站或医院 PACS 系统。

第十一节　颞下颌关节造影技术

颞下颌关节造影检查有较广泛的适应证。凡平片或体层片显示有关节骨质改变或明显的关节间隙异常，临床检查发现关节内有连续摩擦音而疑有关节盘穿孔，临床检查发现有关节弹响、绞锁、髁突运动明显受限等关节结构紊乱症状而需进一步明确病变类型，观察关节盘复位术或关节盘穿孔修复术后情况等，均可进行颞下颌关节造影检查。

一、造影及投照前准备

1. 核对申请单，包括姓名、性别、年龄和造影部位。

2. 向患者交代注意事项，陪同患者逐一阅读知情同意书的条目，在确认患者对碘制剂不过敏、没有慢性病或慢性病控制良好的情况下，嘱患者签署颞下颌关节造影知情同意书。未成年人应在监护人陪同下阅读知情同意书，并由监护人签署。

3. 对诊椅、照明灯调节杆进行擦拭消毒。

4. 嘱患者摘掉眼镜、帽子以及可能影响图像质量的阻射 X 线物品。

5. 患者坐于牙椅上，并嘱患者在造影过程中如有不适举手示意，告知医生。

6. 造影前，医生洗手后佩戴一次性乳胶手套。

7. 器械及药品准备：注射器、20% ～ 30% 泛影葡胺、2% 利多卡因。

二、造影程序及方法

（一）关节上腔单纯碘水造影

单纯碘水造影使用有机碘水溶液（20%~30% 泛影葡胺）作为造影剂。在造影前首先以示指或无名指对关节进行触诊，嘱患者行开闭口运动，以明确髁突及关节窝的体表解剖位置。常规用 2% 碘酊、75% 乙醇溶液消毒局部皮肤，于耳屏前 1 cm 处进针，2% 利多卡因于髁后区做局部浸润麻醉后，嘱患者保持大开口位，针尖指向前、上、内，直抵关节结节后斜面，此时可有刺及软骨的感觉。将针尖退回少许，注入少量利多卡因，如无阻力且可回吸，则表明针尖已进入关节上腔，吸尽关节腔内利多卡因后更换装有造影剂的针管，推注 1.0 ~ 1.2 ml 造影剂。如遇关节囊扩张患者，所需造影剂可能会较单纯关节盘移位者多。

（二）关节下腔单纯碘水造影

常规用 2% 碘酊、75% 乙醇溶液消毒局部皮肤。嘱患者保持小开口位置（可咬住一个小软木塞保持此位置），于髁后区注入 2% 利多卡因约 1 ml 后，进行关节下腔穿刺。做左侧下腔造影时，穿刺点在髁突后斜面约 1 点或 2 点的位置；做右侧下腔造影时，穿刺点在髁突后斜面约 10 点或 11 点的位置。穿刺针可直抵髁突后斜面，当确认针尖抵达该部位时，嘱患者进行缓慢开闭口运动，可见针头随髁突活动。此时将针尖向内、上沿髁突后斜面滑入关节下腔。注入少量 2% 利多卡因，如无阻力且可回吸，则一般可确认穿刺针已进入关节下腔。吸尽关节腔内利多卡因后，更换针管，注入造影剂 0.5 ~ 0.8 ml。

三、投照程序及方法

根据设备条件，可以选择许勒位、平面体层或 CBCT 投照，包括开、闭口位。目前颞下颌关节造影已很少应用许勒位及平面体层摄影，而多用 CBCT，投照程序及方法详见前述。

四、投照后相关事宜

曝光结束后，取下铅围脖，完成投照。如为 CR，投照后需取出成像板放入扫描仪内读取图像。调整图像的明暗度和对比度，并上传至医生工作站或医院 PACS 系统。

第十二节　颌面部超声检查规范

超声检查是口腔颌面部软组织病变的常用检查方法，在唾液腺疾病诊断方面，超声检查被认为是唾液腺肿瘤检查的首选方法。

一、检查前准备

1. 核对申请单，包括姓名、性别、年龄、病历号、检查部位等，明确检查目的和要求。

2. 询问病史，并进行初步的临床检查。

3. 如果检查区域的皮肤破损，建议使用无菌手套包裹探头后进行检查，防止交叉感染。常规使用 75% 的乙醇对探头进行擦拭清洁。

二、检查方法

1. 探头选择　检查较表浅的病变时，选用 7.5 ～ 10 MHz 的高频探头；检查深部病变时，可选用 3.5 ～ 5 MHz 的探头。

2. 体位选用仰卧位及侧卧位。

3. 对目标区域进行纵、横、斜切面检查。

三、注意事项

1. 检查时探头应轻放于皮肤上，不宜加压。

2. 注意双侧结构对比检查。

3. 如果怀疑有软组织静脉畸形，建议患者于深弯腰低头后再对比探查。

四、检查后相关事项

将超声结果及诊断报告交予患者。

参考文献

[1] 马绪臣 . 口腔颌面医学影像学 [M]. 2 版 . 北京：北京大学医学出版社，2014: 42-75.

[2] 马绪臣 . 口腔颌面医学影像诊断学 [M]. 6 版 . 北京：人民卫生出版社，2012: 20-69.

[3] White SC, Pharoah MJ. Oral Radiology: Principles and Interpretation[M]. 7th ed. St. Louis: Elesvier Mosby, 2014:91-249.

（李刚　张铁军　王晓艳　谢晓艳）

第二章

口腔颌面医学影像阅片程序及诊断报告书写规范

第一节 阅片程序

临床常用的口腔颌面医学影像片有根尖片、曲面体层片、CBCT、螺旋 CT、MRI 等，阅片程序有所不同，但总的原则是一致的。

一、辨识正常影像结构

首先要确认影像检查方法是否恰当，影像质量是否符合要求。按序全面阅览，辨明正常影像结构。根据患者年龄、生理情况、投照原理（不同成像方法）、照片质量等判断影像是否正常，或是否为正常变异。如果正常影像结构消失或异常，提示有病变存在。也要避免将不典型的正常影像误认为异常，导致错误的诊断。

二、发现异常征象

全面有序观察，再根据临床提示的可能病变部位进行重点观察。一旦发现异常征象，要明确病变部位、病变数目和大小、病变形状和内部特征、病变密度或强化特点、病变边缘特征、是否累及周围组织结构。如果有以往影像检查的相应资料，要对比观察。

三、结合临床思考

根据影像特征所代表的可能病理改变，结合临床信息，思考和解析临床与影像表现的关系。临床信息包括性别、年龄、居住地、现病史、既往史、职业史、临床体征、其他检查或治疗情况等。如果出现无法解释的情况，要进一步核对影像或临床信息是否准确。

四、确定影像诊断意见

根据影像特征和临床信息，做出初步判断，例如：正常还是异常？发育性的还是获得性的？对疾病进一步分类，例如：炎症还是肿瘤？良性的还是恶性的？并能给出一个合理的解释和下一步的处理意见。诊断意见可以有：

1. 确定性诊断，例如"符合左下颌骨牙瘤"。

2. 可能性诊断，例如"左下颌骨成釉细胞瘤可能性大"或"成釉细胞瘤不除外"。

3. 否定性诊断，例如"该片位未见确切骨折线"。

4. 征象诊断或描述性诊断，例如"左下颌神经管扩大，建议进一步检查"等。

第二节　诊断报告书写规范

医学影像诊断报告是由影像诊断医生签署的、供临床医生参考的重要医学文件。规范化的诊断报告要求文字简洁，语句通顺，表达准确。为避免医生在阅片和书写报告时出现差错，降低医疗风险，确保患者安全，要求诊断报告书写规范。

1. 认真对待每一份诊断报告，仔细阅读患者病史，了解必要的临床情况。

2. 仔细阅读每一张、每一视野的影像片，有疑问时要讨论或请示上级医生，严格遵循报告书写审核制度。

3. 严格遵循医疗核对制度。书写前要核对影像片上患者信息是否与申请单一致；书写后再次核对诊断报告的患者信息，如姓名、性别、年龄、病历号和影像编号，是否与申请单信息一致；最后核对影像诊断与临床信息，包括病变部位等。

4. 影像诊断报告必须包括以下五个基本内容：患者基本信息、检查技术和检查部位、影像学表现、印象或诊断、报告医生和审核医生签字。

5.影像学表现的描述是诊断报告的核心部分。应在全面观察的基础上，分清主次，按顺序描述异常影像所见。阐明有无临床所疑疾病的表现或征象，如有则应对所出现病变的部位、形态和大小进行描述，描述应简洁、形象、贴切，并对该疾病应该或可能出现而未出现者说明"未见"。意外或偶然发现临床所疑疾病以外的疾病征象及各种正常变异等应在诊断意见里体现。成像伪影、体外影应在描述中加以说明。难以解释和不能据此做出影像诊断的一些表现等，应在描述后建议做进一步检查或追踪观察，以明确这些表现的意义。

6.诊断或印象应指明病变的部位、确定的诊断或可能的诊断，必要时给出进行进一步相关检查的意见等。

7.最后应签署报告医生和审核医生的姓名。

参考文献

[1] 白人驹、徐克.医学影像学 [M]. 7 版 .北京:人民卫生出版社,2013.

[2] 马绪臣 .口腔颌面医学影像学 [M]. 2 版 .北京：北京大学医学出版社 ,2014.

[3] White SC, Pharoah MJ. Oral radiology：Principle and Interpretation[M]. 7th ed. St. Louis: Mosby,2014.

（傅开元）

第三章

牙及牙周疾病

第一节　牙体及牙髓疾病

X 线检查对于某些牙体及牙髓疾病的诊断及治疗具有重要意义，如龋病、牙髓钙化、牙内吸收。

一、龋病

龋病（dental caries）是一种以细菌为主要病原体，在多种因素作用下，导致牙齿硬组织慢性、进行性破坏的疾病。

【临床特点】

1. 按龋病的病变深度可分为浅龋、中龋和深龋，这是最常用的临床分类方法。

2. 按龋病进展速度可分为急性龋、猖獗龋（猛性龋）、慢性龋、静止龋。

3. 按病变发生的组织和部位可分为釉质龋、牙本质龋、牙骨质龋、根面龋、窝沟龋、平滑面龋、邻面龋。

【影像学要点】

1. 浅龋　冠部浅龋表现为局限于牙釉质内的、基底位于牙表面的三角形或弥漫性低密度影。邻面浅龋的最佳检查方法为𬌗翼片（图 3-1）。

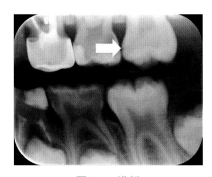

图 3-1　浅龋

𬌗翼片显示多牙龋坏，箭头处为 26 近中。

2.中龋 龋损导致的低密度影病变前缘累及牙本质浅层。当龋损累及釉牙本质界后，可沿着釉牙本质界扩展，形成一个基底更宽的三角形，尖端朝向髓腔，或呈弥漫性低密度影（图3-2）。

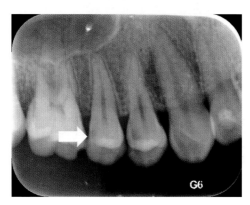

图3-2 中龋
多牙龋坏，箭头处为15远中邻面中龋。

3.深龋 龋损导致的低密度影病变前缘累及牙本质深层，超过牙本质厚度的1/2，接近髓腔，呈尖端朝向髓腔的三角形或弥漫性低密度影（图3-3）。

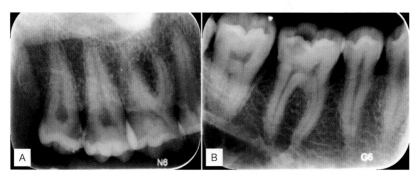

图3-3 深龋
A.17远中、18近中邻面深龋；B.46拾面深龋。

4.根面龋 表现为牙根表面边缘不清的浅碟状、弹坑状破坏。X线片可检查出的根面龋通常已累及牙本质，至少为中龋（图3-4）。

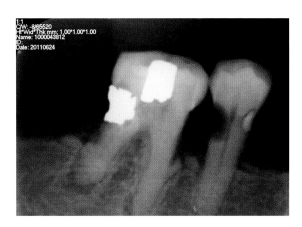

图 3-4 45 远中根面龋

5.猖獗龋 表现为全口牙列广泛存在的邻面和光滑面比较严重的龋损，以前牙为著，甚至累及切端（图3-5）。

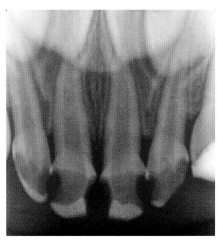

图 3-5 上颌乳前牙猖獗龋
龋损呈环形，累及近远中邻面、颊舌面及切端。

6. 放射性龋　表现为全口牙列广泛的龋损，多牙可见环绕颈部的密度减低影，同一象限的牙龋坏程度基本一致（图3-6）。

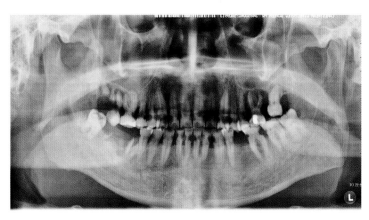

图3-6　放射性龋
曲面体层片显示全口多牙颈部对称的弧形低密度影。

7. 继发龋　X线表现与原发龋相似，表现为沿充填体边缘的密度减低区，边界模糊（图3-7）。

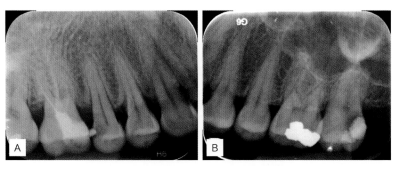

图3-7　继发龋
A.15远中邻面继发龋；B.27远中邻面继发龋。

【鉴别诊断】

1. 龋病需要与牙齿发育和矿化不良及其他可导致牙体缺损的非龋疾患进行鉴别，如楔状缺损、酸蚀症等。

2. 根面龋需要与牙颈部过度曝光导致的局部密度减低影（牙颈部 Burnout 征象）鉴别。

二、牙髓病

牙髓病（pulp disease）指牙髓组织的疾病，包括牙髓充血、牙髓炎、牙髓变性（纤维性变、牙髓钙化）、牙内吸收和牙髓坏死。X线检查仅对牙髓变性中的牙髓钙化（pulp calcification）、牙内吸收（internal resorption）有诊断价值。

【临床特点】

1. 牙髓钙化一般无临床症状，多于X线检查时无意发现。个别情况出现与体位有关的自发痛，通常与温度刺激无关。临床检查对牙髓活力测验有反应，常表现为反应敏感或迟缓。

2. 牙内吸收一般无自觉症状，多于X线检查时偶然发现。若牙冠内吸收较多，可使牙冠呈粉红色。严重者可发生病理性牙折。少数病例可出现阵发痛等牙髓炎症状。牙髓活力测验反应可正常，也可迟钝。

【影像学要点】

1. 牙髓钙化表现为髓石和弥散性钙化。

2. 髓石X线表现为髓腔中的钙化团块影（图3-8），形态与髓腔的形状有一定关系。后牙髓腔中的髓石可为圆形、卵圆形或不规则形，前牙髓腔中的髓石可呈点状、条状或针状。髓石可游离于髓腔中或附着于髓壁。

3. 弥散性钙化X线片可表

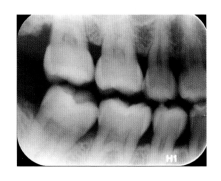

图 3-8 髓石
殆翼片示右侧后牙多牙髓石，
形态与髓腔形状对应。

现为正常髓腔及根管影像消失（图 3-9）。

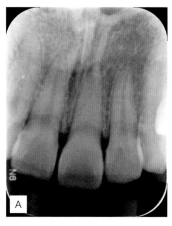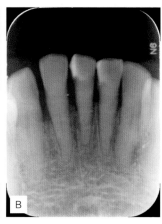

图 3-9 髓腔弥散性钙化
A.21 弥散性钙化；B. 下前牙多牙弥散性钙化。

4. 发生于冠髓的牙内吸收 X 线表现为患牙髓腔局限性扩大，髓室壁变薄（图 3-10）。

5. 发生于牙根的牙内吸收 X 线表现为根管形态改变，根管壁变薄，边界可不规则；可伴发根管侧穿、根尖周病变、牙根吸收等（图 3-11）。

【鉴别诊断】

1. 多发的牙髓钙化需与牙本质发育异常中的遗传性乳光牙本质相鉴别。

2. 牙内吸收需与龋坏、根管预备后改变及牙根纵裂鉴别。

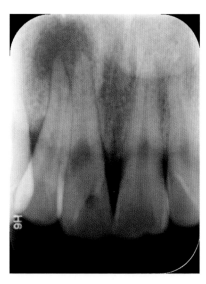

图 3-10 牙内吸收
11 牙冠及牙根颈 1/3 可见内吸收，髓室壁变薄。

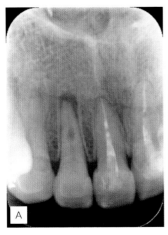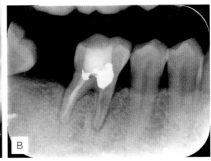

图 3-11　牙根内吸收

A.11 根中部可见内吸收，根尖周骨密度减低；
B.46 近中根颈 1/2 可见内吸收，根尖周骨密度减低。

第二节　牙根纵裂

牙根纵裂（vertical root fracture）指牙根部出现贯通髓腔和牙周膜的裂纹，多发生于后牙，表现为纵裂。

【临床特点】

1. 牙根纵裂可发生于活髓牙及经过牙髓治疗的死髓牙。

2. 活髓牙牙根纵裂多有牙髓症状，包括冷热痛、自发痛、咬合痛等。

3. 牙髓治疗后的牙根纵裂无牙髓症状，仅有咬合不适或疼痛，随病程延长可出现牙周病变。

4. 临床检查可见患牙叩痛，叩诊呈浊音，可伴窄而深的牙周袋。

【影像学要点】

1. 牙根纵裂可见根管根尖段增宽，根管口变大（图 3-12）。

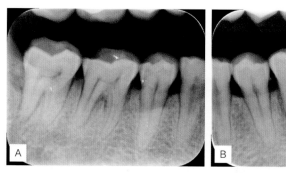
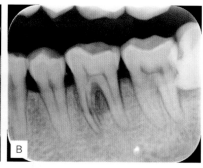

图 3-12　牙根纵裂

A、B 为同一患者的双侧下颌磨牙根尖片。

A.46 近中根正常，根管自颈部至根尖逐渐变细；

B.36 近中根根管增粗，失去正常锥度，近中根的根管壁呈平行状，

根管口变大，牙周膜影像增宽。

2. 患牙可伴有根尖周病变、牙根吸收及垂直牙槽骨袋形成（图 3-13）。

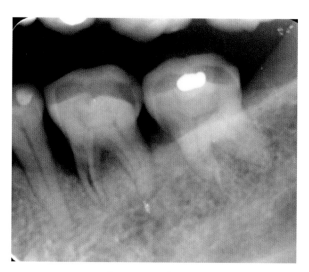

图 3-13　牙根纵裂

36 近中根根管增粗，失去正常锥度，根管口变大，

近中牙槽骨垂直吸收。

3. 部分牙根纵裂的患牙根尖片检查由于角度、颊舌根影像重叠等因素影响，显示不清。对于临床强烈怀疑牙根纵裂而根尖片又无法确诊的患者，可进行CBCT检查。CBCT轴位影像可看到贯通髓腔与牙周膜间隙的折裂线（图3-14）。

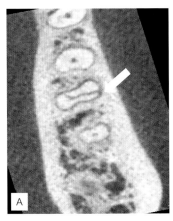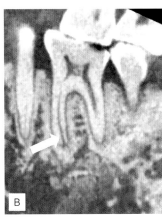

图3-14　牙根纵裂的CBCT表现
A.轴位示36近中根贯通根管与牙周膜间隙的折裂线；
B.矢状位示36近中根根管增宽。

4. 有时也可表现为横行或斜行裂开，所以也称为牙根折裂。
【鉴别诊断】
牙根纵裂需与根管预备后改变、牙根内吸收相鉴别。CBCT影像中的牙根纵裂需要与根管充填物或桩产生的伪影相鉴别。

第三节　根尖周疾病

根尖周疾病（periradicular lesions）指牙根尖部及其周围组织所发生的炎症性疾病，又称为根尖周炎（apical periodontitis）。

急性根尖周炎早期，X线检查往往没有明显的改变，部分患牙牙周膜间隙可增宽，其诊断主要依据病史及临床检查。

慢性根尖周炎包括根尖周肉芽肿、慢性根尖脓肿、根尖周囊肿和根尖周致密性骨炎四类。

一、根尖周肉芽肿

根尖周肉芽肿（periradicular granuloma）是由于根尖周病原微生物及其代谢产物的长期刺激，使根尖周组织吸收、破坏，逐渐被炎性增生物的肉芽组织所取代；是慢性根尖周炎最常见的一种类型。

【临床特点】

1. 根尖周肉芽肿临床表现可有咀嚼不适或轻度疼痛，或无自觉症状。

2. 检查患牙常有深龋洞。牙髓活力测验无反应。

【影像学要点】

1. 根尖周可见圆形、椭圆形或月牙形骨密度减低影，边界清楚。病变中心多为根尖，有时也可位于根尖侧方（图3-15）。

2. 范围较小，通常直径小于1 cm。

3. 若病变发展缓慢，周围可见骨白线。

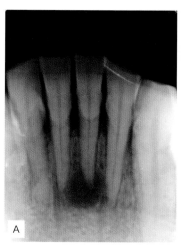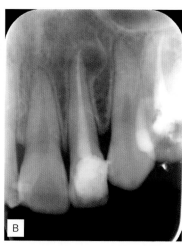

图3-15　根尖周肉芽肿

A.31 根尖周圆形低密度影，以根尖为中心，边界清楚，无骨白线，内部密度均匀；
B.22 根管治疗后，根尖远中侧可见半圆形低密度影，边界清楚，
边缘可见骨白线，与牙周骨硬板相连续。

二、慢性根尖脓肿

慢性根尖脓肿 (chronic apical abscess) 也称慢性牙槽脓肿，可由急性根尖脓肿转化而来，也可由根尖周肉芽肿发展而来。

【临床特点】

1. 可有咀嚼不适或轻度疼痛，或无自觉症状。在机体免疫力降低时可急性发作，转化为急性牙槽脓肿。牙龈可出现脓包。

2. 检查患牙常有深龋洞。牙髓活力测验无反应。有瘘型在邻近的牙龈黏膜或面部皮肤可见瘘口。

【影像学要点】

1. 根尖周骨质吸收，可见欠规则的骨密度减低影，中心破坏严重，边界与周围骨质移行，密度减低区内可见残留骨小梁（图 3-16）。

2. 慢性期病变周围可见骨质硬化表现。

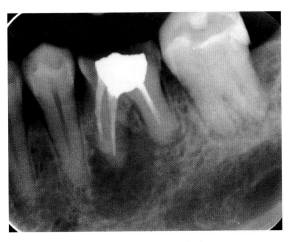

图 3-16 慢性根尖脓肿

36 根管治疗后，近中根尖周可见骨密度减低影，边界不清，
中心破坏严重，低密度区内可见残留骨小梁。

三、根尖周囊肿

根尖周囊肿（periradicular cyst）是以病原牙为中心的病理性囊腔，可由根尖周肉芽肿或根尖脓肿转化而来，是颌骨最常见的牙源性囊肿。

【临床特点】

1. 根尖周囊肿生长缓慢，临床表现可无自觉症状。

2. 患牙常有深龋洞。牙髓活力测验无反应。

3. 病变发展至较大时，根尖部牙龈可隆起，牙龈不红，扪诊时有乒乓球感。

【影像学要点】

1. 根尖周圆形或椭圆形骨密度减低影，边界清楚，范围一般较根尖周肉芽肿大；边缘可见骨白线，合并感染时，骨白线模糊或不连续（图3-17和图3-18）。

2. 囊肿过大时可使颌骨膨隆，压迫邻牙牙根移位及外吸收。

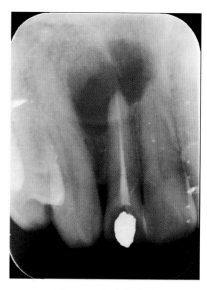

图3-17　根尖周囊肿

12根管治疗后，根尖周可见类圆形低密度影，边界清楚，边缘可见骨白线，范围较根尖周肉芽肿大。

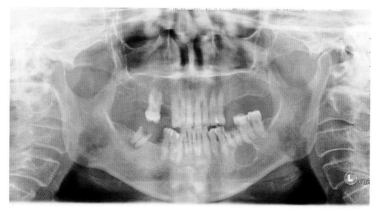

图3-18　根尖周囊肿

曲面体层片显示36（残根）根尖周圆形低密度影，边界清楚，边缘可见骨白线，内部密度均匀。

四、根尖周致密性骨炎

根尖周致密性骨炎（periradicular condensing osteitis）也称慢性局灶性硬化性骨髓炎。

【临床特点】

1.患者一般无自觉症状，多在 X 线检查中偶然发现。

2.多见于青年人，下颌第一磨牙根尖区多见。

【影像学要点】

1.根尖周骨密度增高，骨小梁增多、增粗，骨髓腔变窄甚至消失，与正常骨组织分界不明显（图 3-19）。

2.可伴有根尖周骨密度减低影。

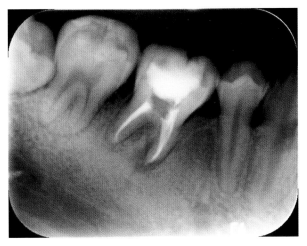

图 3-19　根尖周致密性骨炎

46 根管治疗后，近中根尖周可见局限低密度影，
远中根牙周膜影像增宽，周围骨小梁增多、致密，骨密度增高，边界不清。

五、鉴别诊断

1.慢性根尖周炎需要与正常骨孔、累及根尖周的颌骨囊肿、肿瘤及其他病变相鉴别。

2.根尖周致密性骨炎需要与根尖周骨结构不良、根尖区骨岛等相鉴别。

第四节　牙周疾病

牙周疾病（periodontal disease）是指累及牙周组织，包括牙龈、牙周膜、牙槽骨和牙骨质的疾病。这里主要阐述慢性牙周炎、侵袭性牙周炎的 X 线表现。

一、慢性牙周炎

慢性牙周炎（chronic periodontitis）是最常见的牙周炎类型，是一种慢性感染性疾病，可导致牙支持组织的炎症、进行性附着丧失和骨吸收。

【临床特点】

1. 多见于 35 岁以上成年人，也可见于儿童或青少年。

2. 临床表现可包括牙龈炎症、牙周袋形成、牙齿松动甚至脱落。

【影像学要点】

1. 牙周炎的主要 X 线表现为牙槽骨的吸收。正常情况下，牙槽嵴顶位于釉牙骨质界根方 0.5 ~ 2 mm 处（图 3-20）。牙槽嵴顶到釉牙骨质界的距离超过 2 mm，提示可能存在牙槽骨吸收。

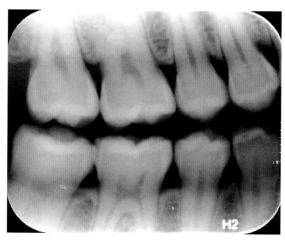

图 3-20　正常牙槽骨

牙槽嵴顶骨硬板连续，牙槽嵴顶到釉牙骨质界的距离小于 2 mm。

2. 牙槽骨吸收可分为以下三种类型。①水平吸收：牙槽嵴顶向根尖方向吸收，牙槽嵴高度降低（图3-21）。②垂直吸收：也称角型吸收，牙根周围牙槽骨呈楔形吸收，牙周膜间隙增宽，牙槽嵴高度变化不明显（图3-22）。③混合吸收：同时包括水平吸收和垂直吸收（图3-23）。

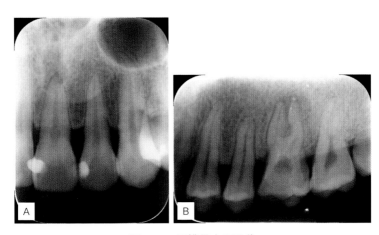

图 3-21 牙槽骨水平吸收

A. 前牙；B. 后牙。

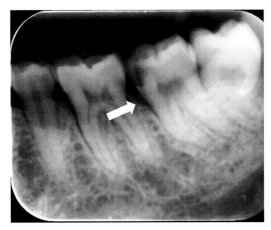

图 3-22 牙槽骨垂直吸收

37近中牙槽骨楔形吸收，牙槽嵴顶高度无降低，伴牙冠近中龋。

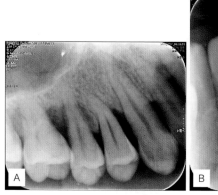
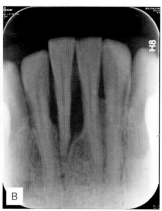

图 3-23　牙槽骨混合吸收

A.14 牙槽骨混合吸收；B.41 牙槽骨混合吸收。

3. 依据 X 线检查牙槽骨吸收的程度，慢性牙周炎可分为轻、中、重度（图 3-24）。

1）轻度：牙槽骨吸收 ≤ 根长的 1/3。

2）中度：牙槽骨吸收在根长的 1/3~1/2 之间。

3）重度：牙槽骨吸收至＞根长的 1/2。

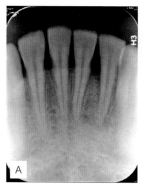
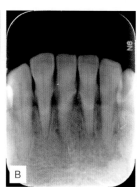
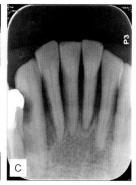

图 3-24　牙槽骨不同程度吸收

A.轻度吸收；B.中度吸收，牙根颈 1/3 可见牙石附着；C.重度吸收。

4.牙槽嵴顶骨硬板消失、毛糙，提示牙槽骨吸收处于活动期；牙周炎经治疗后，牙槽嵴顶骨硬板再次出现，说明牙槽骨吸收已停止或略有修复（图 3-25）。

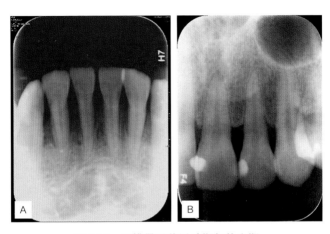

图 3-25　牙槽骨吸收活动期与静止期
A.活动期：下前牙牙槽骨高度减低，牙槽嵴顶骨硬板消失，表面毛糙。
B.静止期：上前牙牙槽骨高度轻度减低，牙槽嵴顶骨硬板连续、平整。

5.根分叉病变（furcation involvement, FI）又称根分叉缺损(furcation defect)，是指牙周炎发展到较重的程度后，病变累及多根牙的根分叉区（图 3-26）。可发生于任何类型的牙周炎。

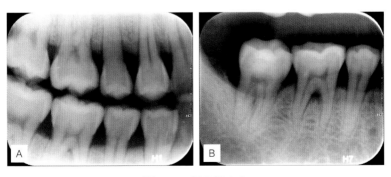

图 3-26　根分叉病变
A.𬌗翼片示 46 早期根分叉病变；B.根尖片示 46 根分叉病变。

6. 牙周脓肿（periodontal abscesses）是位于牙周袋壁或深部牙周组织中的局限性化脓性炎症。X 线片可见到根侧或与根尖相通的广泛的骨质破坏（图 3-27）。

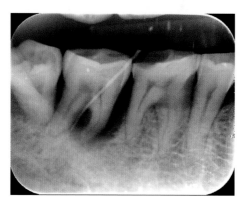

图 3-27　牙周脓肿

46 近中牙槽骨垂直吸收达根尖，累及根分叉区，牙周袋内可见牙胶尖诊断丝，周围骨小梁增粗、致密。

7. 牙 周 - 牙 髓 联 合 病 变（combined periodontic-endodontic lesions）是指同一牙并存牙周和牙髓病变，且互相融合连通。牙髓来源的牙周-牙髓联合病变早期可无明显牙槽骨改变，后期可出现根尖区低密度影，与牙槽嵴骨袋相通，围绕根尖区的阴影呈圆形或椭圆形，向牙槽嵴顶延伸并逐渐变窄，呈"烧瓶状"（图 3-28）。牙周来源的牙周-牙髓联合病变通常可见深达根尖部的牙槽骨吸收，可伴有牙根外吸收（图 3-29）。

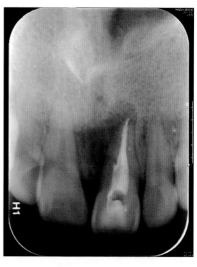

图 3-28　牙髓来源的牙周-牙髓联合病变

21 根管治疗后，根尖周偏近中侧可见边界不清的低密度影，向近中牙槽嵴顶延伸并逐渐变窄，与近中牙槽嵴骨袋相通。

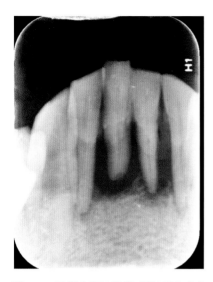

图 3-29 牙周来源的牙周-牙髓联合病变
31、41 牙槽骨吸收达根尖；
41 牙根呈漂浮状，根尖圆钝，可见外吸收。

【鉴别诊断】

慢性牙周炎需要与侵袭性牙周炎、反映全身疾病的牙周炎及其他累及牙槽骨的疾病相鉴别。

二、侵袭性牙周炎

侵袭性牙周炎（aggressive periodontitis）是指发生于全身健康的青少年，进展快速，可能具有特殊的菌斑微生物和宿主反应，具有家族聚集性等特点的牙周炎。

【临床特点】

1.多见于 35 岁以下人群，具有家族聚集性。患者无明显的全身疾病。好发于第一磨牙与切牙。

2.牙周组织破坏的严重程度与局部刺激物的量不成比例，菌斑、牙石量少，牙龈炎症不明显，但却有较深的牙周袋。

3.进展快速，早期可出现前牙移位和松动。

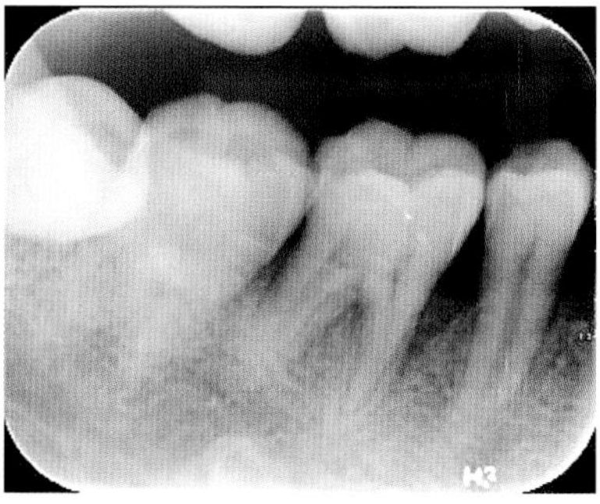

【影像学要点】

1.早期出现第一磨牙的近远中牙槽骨垂直吸收，形成典型的"弧形吸收"。切牙区牙槽骨多为水平吸收，也可表现为全口牙槽骨严重水平吸收。牙周膜间隙可增宽，牙槽骨骨硬板模糊（图3-30 和图 3-31）。

2.无明显牙石影像。

图 3-30 侵袭性牙周炎
第一磨牙牙槽骨垂直吸收。

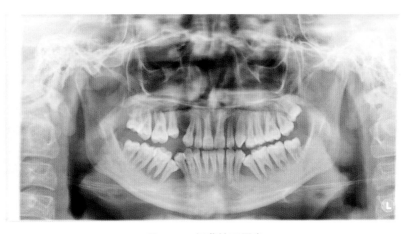

图 3-31　侵袭性牙周炎

女性，18 岁，全口牙槽骨重度吸收，牙槽骨骨硬板影像消失，无明显牙石影像。

【鉴别诊断】

侵袭性牙周炎的诊断需排除一些明确的局部和全身因素。

1. 局部因素包括咬合创伤、邻面龋、食物嵌塞、根尖周病、不恰当的正畸治疗等。

2. 侵袭性牙周炎需要与反映全身疾病的牙周炎相鉴别。上述全身疾病主要分为两大类，即血液疾病（如白血病等）和某些遗传性疾病。这些疾病会影响患者对细菌的抵抗力，明显增加牙周炎的易感性。

第五节　病例诊断示范

一、范例 1

【病史及临床检查】

患者女性，65 岁，左下后牙自发痛 1 个月。1 个月前起左下后牙自发痛，冷热刺激加重，伴咬合痛。临床检查：37 牙冠完整、无

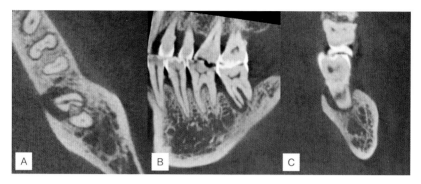

图 3-32 范例 1 的 CBCT 影像
A.轴位；B.近远中向矢状位；C.颊舌向冠状位。

龋坏，未见明显裂纹，叩痛（＋）。冷测有疼痛。

【影像学检查】

CBCT（图 3-32）。

【影像学表现】

CBCT：可见 37 近中根颊舌向低密度线条状裂纹影，与牙周膜影像贯通，近中及舌侧牙槽骨吸收达根尖周。余牙牙槽骨轻至中度水平吸收。

【影像学诊断】

1. 37 牙根纵裂。

2. 慢性牙周炎。

二、范例 2

【病史及临床检查】

患者女性，14 岁，右上颌后牙咬合痛 2 周。2 周前起右上颌后牙咬合痛，否认自发痛。1 年前右上颌后牙曾行根管治疗。临床检查：16 冠部缺损，叩痛（＋），不松动。牙髓活力测试无反应。

【影像学检查】

CBCT（图 3-33）。

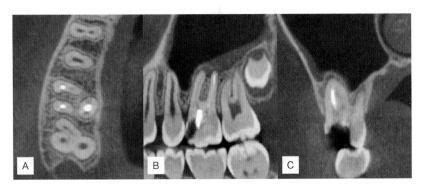

图 3-33 范例 2 的 CBCT 影像
A.轴位；B.近远中向矢状位；C.颊腭向冠状位。

【影像学表现】

CBCT：可见 16 根管治疗后表现，近中颊根第二根管（the 2nd mesiobuccal canal, MB2）根管内未见高密度根充物影像；近中颊及远中颊根根尖周可见局限低密度影，对应窦底骨质稍向窦腔膨隆，局部欠连续。右侧上颌窦底黏膜稍增厚。

【影像学诊断】

16 慢性根尖周炎（根管治疗后，MB2 根管遗漏）。

三、范例 3

【病史及临床检查】

患者女性，24 岁，左下后牙牙龈鼓包 2 个月。5 年前于外院行冠修复。临床检查：36 预备体，叩痛（＋），不松动。颊侧可见窦道口，挤压后少量溢脓。探诊颊侧中央有 10 mm 深袋。

【影像学检查】

根尖片（图 3-34）。

【影像学表现】

根尖片：可见 36 冠部缺损，有大范围高密度充填体，达髓室底，根管内未见高密度根充物；近中根根尖周可见烧瓶状低密度影包绕，边界欠清，向上逐渐缩窄，累及近中牙槽嵴顶，内部可见残

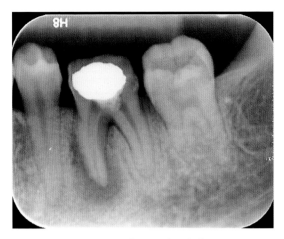

图 3-34　范例 3 的根尖片

余骨小梁，病变周围骨小梁增多、致密。根分歧处牙周膜间隙增宽。

【影像学诊断】

36 慢性根尖周炎。结合临床检查，考虑为牙髓来源的牙周-牙髓联合病变。

参考文献

[1] 高学军，岳林 . 牙体牙髓病学 [M]. 2 版 . 北京 : 北京大学医学出版社 ,2013.

[2] 马绪臣 . 口腔颌面医学影像诊断学 [M]. 6 版 . 北京 : 人民卫生出版社 ,2012.

[3] 孟焕新 . 临床牙周病学 [M]. 2 版 . 北京：北京大学医学出版社，2014.

[4] White SC, Pharoah MJ. Oral radiology：Principle and Interpretation[M]. 7th ed. St. Louis: Mosby,2014.

（刘木清）

第四章

牙及颌面骨发育异常

第一节 牙数量或位置异常

一、额外牙

额外牙（supernumerary tooth）或称多生牙是指牙齿数目增多，其发病原因尚不确定，是较常见的发育异常。

【临床特点】

男性多于女性，以单个多生牙为主，其中绝大多数位于上颌前牙区，其余部位包括前磨牙区、磨牙区、硬腭以及下颌尖牙区等。多生牙常引起上切牙间隙异常。

【影像学要点】

1.常用的 X 线检查方法包括全口曲面体层片、根尖片、拾片。其中曲面体层片最常用，可以明确牙数目的异常。

2.CBCT 可明确多生牙的颊舌向位置、方向以及与邻近组织的关系（图 4-1），包括多生牙与切牙管的关系，邻牙牙根是否吸收，以及是否伴有含牙囊肿、牙瘤或其他畸形。

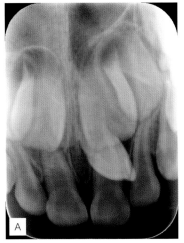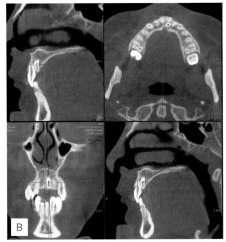

图 4-1　上颌前部多生牙

A.根尖片显示 21 近中埋伏多生牙（正中牙）；

B.CBCT 显示 21 腭侧近中倒置埋伏多生牙。

【鉴别诊断】

根尖片上多生牙有时需与牙列拥挤鉴别。

二、阻生牙

阻生牙 (impacted tooth) 是指由于各种原因导致的只能部分萌出或完全不能萌出的牙。

【临床特点】

1.阻生牙常见于第三磨牙、上颌尖牙和上颌中切牙。下颌第三磨牙阻生按阻生方向可分为正位阻生、近中倾斜阻生、水平阻生、倒置阻生及颊舌向阻生，按阻生深度可分为高位阻生、中位阻生或低位阻生。阻生第三磨牙可引起邻牙的外吸收。下颌第三磨牙与下颌管关系越密切，拔除时血管神经束受损的风险越大。

2.上颌尖牙埋伏阻生切缘多指向唇侧，少数指向腭侧。

3.绝大多数埋伏中切牙为单侧阻生。

【影像学要点】

1.曲面体层片、根尖片等 X 线平片是阻生牙定性诊断的主要检查方法（图 4-2 至图 4-4）。

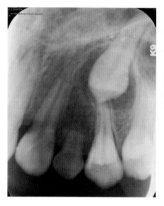

图 4-2　23 阻生牙

根尖片显示 23 埋伏阻生位于
24 根方。

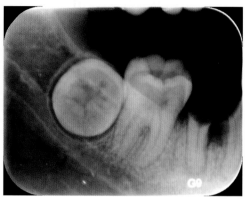

图 4-3　48 阻生牙

根尖片显示 48 颊舌向水平埋伏阻生。

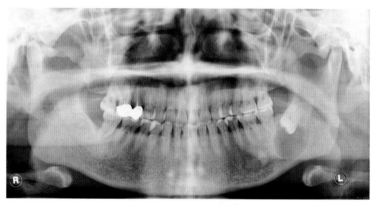

图 4-4　38 阻生牙

曲面体层片显示 38 倒置阻生伴含牙囊肿。

　　2. CBCT 检查对于判断下颌第三磨牙与下颌管的关系，阻生切
牙或尖牙的牙根弯曲程度和方向，以及邻牙吸收情况，均有独特而
重要的意义（图 4-5 和图 4-6）。

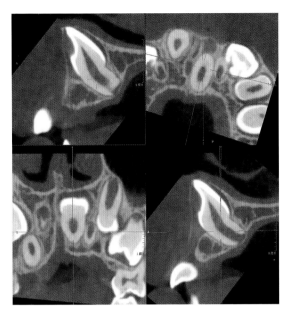

图 4-5　21 阻生牙

CBCT 显示阻生中切牙切缘指向唇侧上方。

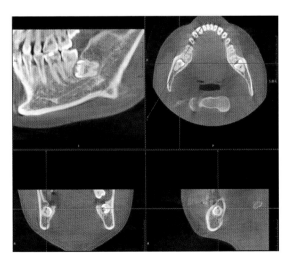

图 4-6　38、48 阻生牙

CBCT 显示 48 水平埋伏阻生，根尖突入下颌管；
47 牙根吸收。

【鉴别诊断】

有时阻生牙需与埋伏的多生牙鉴别。

第二节　牙发育异常

一、融合牙

融合牙 (fused tooth) 由两个正常牙胚的牙釉质或牙本质融合在一起形成。融合牙的发生原因尚不明确。

【临床特点】

1.融合牙多见于乳牙列，恒牙也可发生；其好发牙位为下颌侧切牙与尖牙。

2.乳牙融合可伴有继承恒牙的缺失。

3.融合牙牙冠宽度明显小于正常两牙的宽度之和，导致咬合关系异常。

4.融合牙的融合线处易患龋病。

【影像学要点】

1.牙冠及牙根完全融合者称为完全融合。

2.牙冠分离而根部融合者称为根融合（图4-7）。

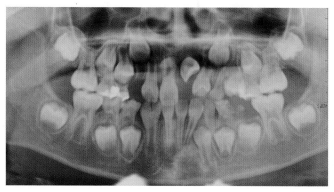

图 4-7　融合牙（根融合）

曲面体层片显示 42 与 43 牙根融合，牙冠分离；21 水平埋伏阻生。

3. 冠部融合而根部分离者称为冠融合（图 4-8）。

4. 三种类型中均可能合并有髓腔融合。髓腔形态可以十分复杂多样。

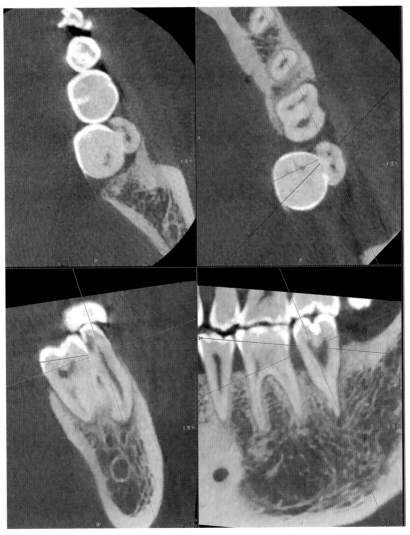

图 4-8　融合牙（冠融合）

CBCT 显示 38 位于 37 颊侧且与 37 牙冠融合。

【鉴别诊断】

融合牙有时需要与牙列拥挤进行鉴别诊断。

二、过小牙

牙齿发育完成后体积明显小于正常同名牙称为过小牙（microdontia）。

【临床特点】

过小牙以上颌多见，多为个别发生。多为侧切牙或者第三磨牙。

【影像学要点】

1. 曲面体层片可确定已经萌出或者尚未萌出的过小牙（图4-9）。

2. 过小磨牙可形成锥形牙。多生的第四磨牙常为过小牙。

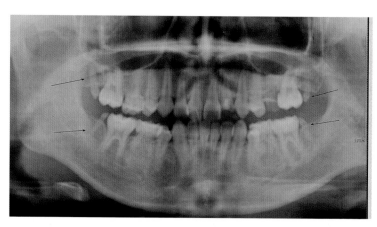

图4-9 过小牙

曲面体层片显示四个象限的第二磨牙均为过小牙，
第二前磨牙均有缺失，相应乳牙滞留。

【鉴别诊断】

尚未萌出的过小侧切牙需与多生牙鉴别。

三、弯曲牙

牙体明显而急剧的弯曲畸形称为弯曲牙（dilaceration）。

【临床特点】

不能正常萌出的弯曲牙常被临床诊断为牙缺失。弯曲牙常见于上颌恒切牙，多为单发。

【影像学要点】

1.曲面体层片或根尖片可用于弯曲牙的定性诊断（图4-10和图4-11）。

2.如需详细分析弯曲位置和角度以及邻牙关系，常需要行CBCT检查（图4-12）。

3.CBCT可以清晰地显示上颌前磨牙弯曲牙根与上颌窦的关系。

4.磨牙牙根弯曲较常见，拔牙前常需要采用CBCT评估拔牙难度和风险。

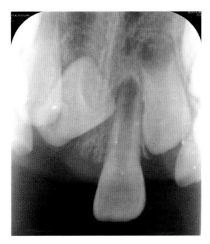

图 4-10　弯曲牙
根尖片显示 11 阻生伴弯曲。

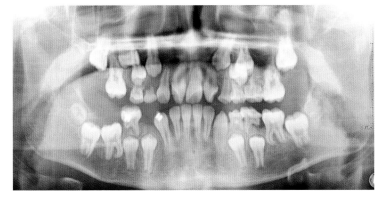

图 4-11　弯曲牙
曲面体层片显示 36 及 46 近中根弯曲。

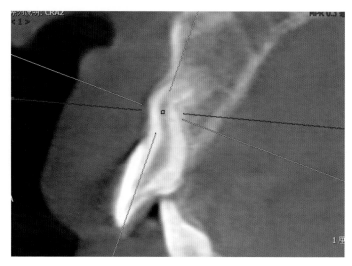

图 4-12 弯曲牙
CBCT 矢状位显示中切牙弯曲。

【鉴别诊断】

一般弯曲牙在影像学上较易做出诊断。

四、畸形中央尖

牙发育过程中，位于咬合面中央的牙釉质外翻形成结节状畸形称为畸形中央尖 (central cusp deformity)。约半数畸形中央尖中有牙髓深入。

【临床特点】

1.畸形中央尖多发生于前磨牙，下颌多于上颌，以下颌第二前磨牙为最常见，有半数会左右双侧同时发生。

2.临床可见前磨牙咬合面额外牙尖或结节，有时可见咬合面有黑点。

3.可引起牙髓感染或根尖周病变等，伴牙根发育停止。

【影像学要点】

1.根尖片和曲面体层片较难精确判断畸形中央尖的损害程度（图 4-13 ）。

2. CBCT 可清晰显示畸形中央尖及其髓腔和根尖周病变情况（图 4-14）。

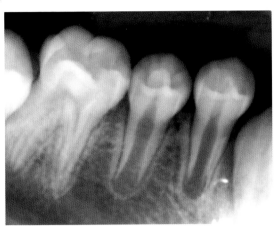

图 4-13　畸形中央尖
根尖片显示 45 畸形中央尖，44 畸形中央尖显示不满意。

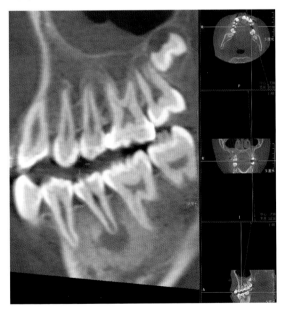

图 4-14　畸形中央尖
CBCT 显示 35 畸形中央尖伴根尖周炎。

【鉴别诊断】

畸形中央尖有时需与正常萌出的恒牙胚鉴别诊断。

五、牙内陷

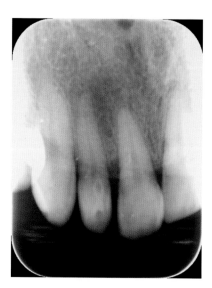

图 4-15　牙内陷
根尖片显示 12 牙内陷。

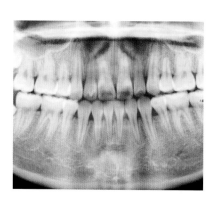

图 4-16　牙内陷
曲面体层片显示 12 畸形舌侧尖。

牙 内 陷（dens invaginatus）指发育过程中牙的一部分表面组织向内翻卷造成的畸形。

【临床特点】

1. 牙内陷多见于恒牙，最常发生于上颌侧切牙。

2. 患者常因龋病或牙痛就诊，临床可见牙冠异常且伴有牙髓炎或根尖周炎。

【影像学要点】

1. 程度较轻的牙内陷牙冠两侧边缘嵴向内靠拢，牙冠宽度缩窄，可呈圆锥状，牙冠内可见泪滴样结构（图 4-15）。

2. 有时舌隆突凸起形成畸形舌侧尖（图 4-16），有时纵行沟将舌隆突分裂为二，成为畸形舌侧沟（图 4-17），内陷较深者形成在牙体内部的小牙，成为牙中牙（图 4-18 和图 4-19）。

3. 合并牙髓腔的畸形，常伴有根尖周病变。

【鉴别诊断】

牙内陷因其部位和形态的特殊性，鉴别诊断难度不大。

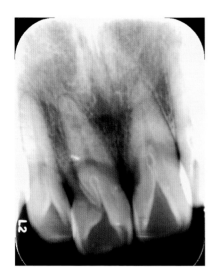

图 4-17 牙内陷
根尖片显示 11、12 及 21 均有牙内陷（畸
形舌侧沟）。

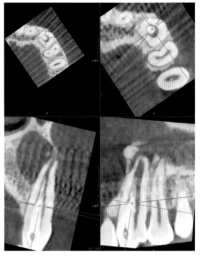

图 4-18 牙内陷
CBCT 显示 23 牙中牙。

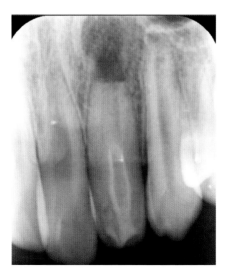

图 4-19 牙内陷
根尖片显示 22 牙中牙。

六、釉质发育不全

釉质发育不全(amelogenesis imperfecta)是釉质有机物质异常所导致的不同类型釉质结构异常的一组疾病,病因较复杂。局部因素多影响单枚牙或多枚牙,全身因素可影响同一时期发育的成组牙齿,遗传因素常影响全口牙齿。

【临床特点】

临床可见牙釉质表面散在的点状凹陷、线状凹陷、垂直的沟状凹陷或釉质缺如。本病好发于出生前后形成的釉质,患牙容易发生龋齿。

【影像学要点】

1.可见牙釉质厚度不正常,牙釉质薄,牙冠密度减低(图4-20)。

2.可见多枚牙的牙冠釉质残缺不全,牙齿严重磨耗,失去正常接触关系(图4-21)。

3.牙根及髓腔形态正常,牙周膜及骨硬板正常。

4.曲面体层片可全面显示各个象限牙釉质钙化情况,有明显的诊断优势(图4-22和图4-23)。

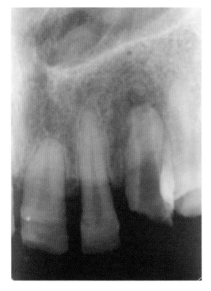

图4-20 釉质发育不全
根尖片显示切牙釉质发育不全,
呈层状剥脱。

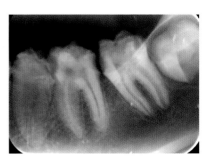

图4-21 釉质发育不全
根尖片显示磨牙牙冠釉质残缺不全,
髓腔正常。

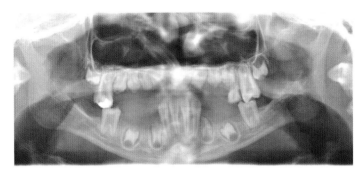

图 4-22　釉质发育不全
曲面体层片显示儿童全口釉质发育不全，乳牙过早脱落。

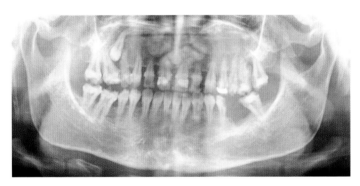

图 4-23　釉质发育不全
曲面体层片显示成人全口釉质发育不全，髓腔基本正常。

【鉴别诊断】

釉质发育不全应与遗传性乳光牙本质鉴别诊断。

七、遗传性乳光牙本质

遗传性乳光牙本质 (hereditary opalescent dentin) 为常染色体显性遗传的牙结构发育异常，子代患病率为 50%，男女患病风险均等。

【临床特点】

临床上可见牙冠呈浅蓝色至深棕色并伴有乳光。牙冠呈球形，颈部明显缩窄，易从此处折断。牙釉质易于剥脱，从而使牙本质迅速磨损。

【影像学要点】

1. 曲面体层片可见全口牙冠短小，严重磨耗，牙间隙大，冠根交界处变窄，牙根较短而细（图 4-24 和图 4-25）。

2. 患牙髓腔和根管部分可完全闭锁，成人的牙髓腔可大部分闭锁。

3. 以上改变也可见于未萌出的恒牙。

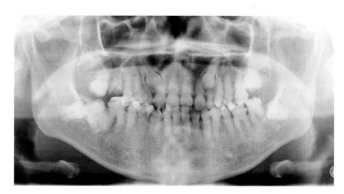

图 4-24　遗传性乳光牙本质
曲面体层片显示牙冠残缺不全，髓腔闭锁。

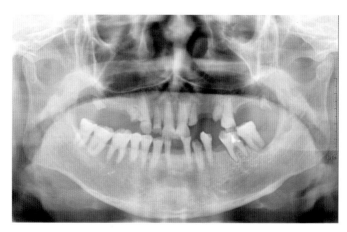

图 4-25　遗传性乳光牙本质
曲面体层片显示全口牙磨耗严重，髓腔闭锁。

【鉴别诊断】

遗传性乳光牙本质需要与牙釉质发育不全鉴别诊断。

第三节　颌面骨发育异常

口腔颌面骨发育异常包括许多表现各异的疾病，有些属于遗传性疾病。影像学诊断相关的疾病主要包括腭裂、单侧下颌骨肥大、单侧颜面骨发育不全、颅骨锁骨发育不全等。

一、牙槽嵴裂及腭裂 (alveolar cleft and cleft palate)

唇腭裂是口腔颌面部最常见的先天畸形，其发生可能与遗传等多种因素相关。

【临床特点】

轻度腭裂仅为悬雍垂裂隙，或触诊发现硬腭后缘有裂隙而黏膜正常。严重者唇部、牙槽嵴及硬腭等软硬组织均裂开。

【影像学要点】

1.影像学检查可见牙槽嵴及（或）后方的硬腭有不同程度的裂隙，可伴有各种牙发育异常（图 4-26 至图 4-29）。

2.较严重的腭裂常伴有口鼻腔相通、上颌窦的炎症以及上颌骨发育不良等情况。

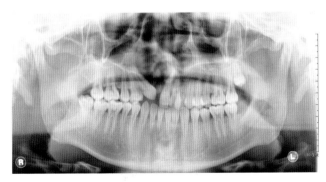

图 4-26　牙槽嵴裂

曲面体层片显示右上牙槽嵴裂与鼻腔相通。

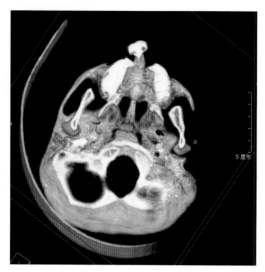

图 4-27 牙槽嵴裂

螺旋 CT 三维立体图像显示双侧上颌牙槽嵴裂。

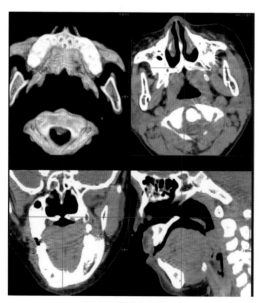

图 4-28 不完全腭裂

螺旋 CT 图像显示硬腭后缘凹陷，不完全腭裂。

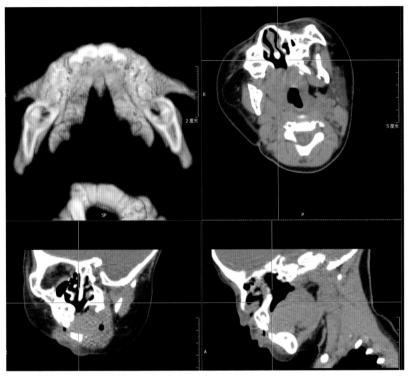

图 4-29 腭裂

螺旋 CT 图像显示硬腭大部分裂隙，牙槽嵴未见裂隙。

【鉴别诊断】

腭裂鉴别诊断难度不大。

二、半侧下颌肥大

半侧下颌肥大 (hemimandibular hypertrophy) 多由一侧下颌骨生长过度所致。

【临床特点】

表现为一侧下颌骨体积显著增大，其特点是髁突、髁突颈、下颌支以及体部弥散性增生过长。一般不涉及其他颌面骨，软组织一般没有明显异常。

【影像学要点】

1. 曲面体层片可对本病的诊断起到关键作用，必要时可用螺旋CT检查评估双侧软组织情况。

2. 影像学表现可分为三种类型。①均匀肥大型：表现为一侧下颌体、升支和髁突均匀肥大，骨纹理未见异常，牙齿数量及发育未见异常，上颌窦未见异常（图4-30）。②下颌体增生为主型：下颌体的长度及高度均较对侧明显增大，骨结构基本正常，升支长度增加，但宽度变化不明显，髁突可以较大（图4-31）。③髁突增生为主型：半侧下颌骨肥大，骨结构正常，但是髁突前后径及上下径均明显增大。可以表现为髁突颈增粗，或髁突颈的上下径明显增加，或髁突肥大明显（图4-32）。

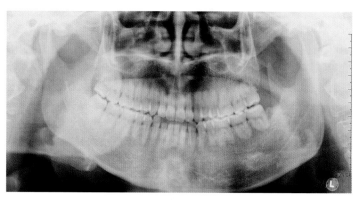

图4-30 半侧下颌肥大
曲面体层片显示左侧下颌体、升支及髁突均增大。

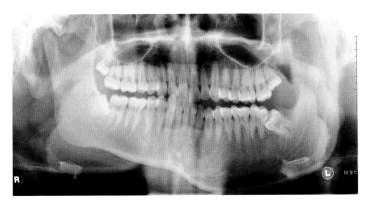

图 4-31 半侧下颌肥大

曲面体层片显示左侧下颌体增大为主。

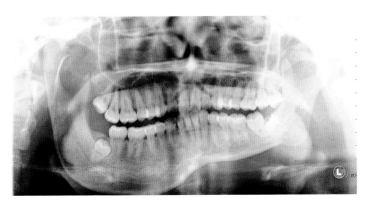

图 4-32 半侧下颌肥大

曲面体层片显示右侧髁突增大为主，下颌体也有一定程度增大。

【鉴别诊断】

需要与半侧颜面肥大鉴别；少数情况下，需要与髁突病变鉴别。

三、半侧颜面发育不全

半侧颜面发育不全（hemifacial hypoplasia，又称为第一、二鳃弓综合征）是一种主要累及胚胎第一、二鳃弓组织的面部不对称先天畸形。

【临床特点】

1. 发病率在先天性颅颌面畸形中仅次于唇腭裂。

2. 临床表现多种多样，患者多为单侧面部受累。

3. 可累及中枢神经系统、骨骼系统和心血管系统等。

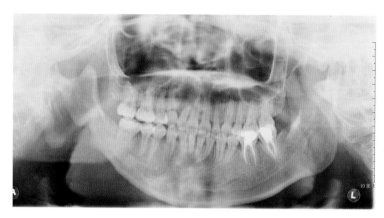

图 4-33　半侧颜面发育不全

曲面体层片显示右侧下颌骨发育不全。

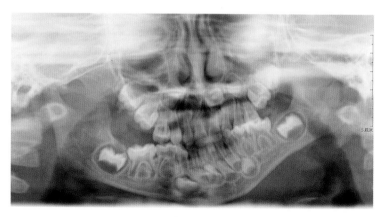

图 4-34　半侧颜面发育不全

曲面体层片显示左侧下颌升支和髁突较小，关节形态存在。

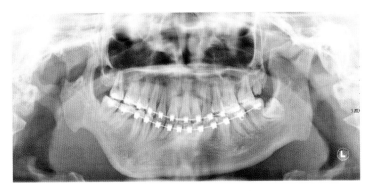

图 4-35　半侧颜面发育不全
曲面体层片显示右侧下颌升支明显短缩，髁突几乎没有发育。

【影像学要点】

1. 下颌骨发育不全　下颌体可出现各个方向的缩小，并有下颌角的角度增加。轻微的下颌骨发育不全表现为髁突轻微扁平，严重者可出现髁突、关节窝和下颌支的完全不发育（图 4-33 至图 4-35）。

2. 同侧上颌骨形态及大小发育异常　患者可出现面裂，患侧咬合平面向上倾斜，伴有牙列拥挤、牙缺失或牙发育不全。

3. 患侧的颧骨、眶部可有发育不全。

4. 可能出现巨口畸形、耳部畸形。

5. 患侧的咀嚼肌及腮腺发育不全。

6. 还可以出现脊柱侧弯、肋骨异常、四肢和拇指异常等。

【鉴别诊断】

半侧颜面发育不全有时需要与半侧下颌骨肥大、上颌骨部分复制畸形鉴别。

四、颅骨锁骨发育不全综合征

颅骨锁骨发育不全 (cleidocranial dysplasia) 综合征是一种少见的常染色体显性遗传疾病，具有很高的外显率，半数以上有家族史，无性别及种族间差异。

【临床特点】

1. 主要影响牙及骨骼系统，包括颅面部、锁骨、胸部、骨盆、脊柱等。

2. 本病的特征性面容是头大面小，短头畸形；额骨、顶骨隆起，有正中额沟；鼻梁凹陷，眼距增宽；面中凹陷。

【影像学要点】

1. 放射诊断主要依靠曲面体层片、头颅正侧位片以及正位胸片（图 4-36）。

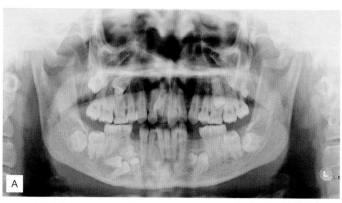

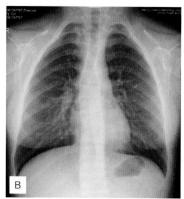
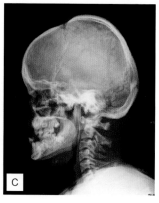

图 4-36 颅骨锁骨发育不全综合征

A. 曲面体层片显示双侧下颌升支前后缘平行，下颌升支缩窄，喙突与髁突平行，下颌角前切迹不明显；双侧颧弓发育不全；前磨牙区有多生牙伴阻生。

B. 正位胸片显示双侧锁骨发育不全。

C. 头颅侧位片显示上颌骨发育不全，前囟门位置凹陷，枕骨可见缝间骨。

2. 双侧上、下颌骨的骨小梁增粗。下颌角的角度增加，双侧下颌升支前后缘平行，失去正常的生理弧度；下颌升支缩窄，喙突变小，喙突与髁突平行。

3. 对称性的颧骨、颧弓发育不全。

4. 乳牙根吸收延迟或停止，脱落延迟或滞留。恒牙萌出严重滞后甚至停止。前磨牙区可见多个多生牙，多生牙的数目及形态有较大的差异。

5. 上颌骨明显发育不全，下颌显得前突，鼻骨发育不全，额窦及鼻旁窦缺失或面积减小。

6. 颅骨密度增加，板障与骨皮质的分界模糊。前囟、矢状缝延迟闭合或不闭合。前额增宽并隆起，额中缝骨化不良而出现额沟，双眶间距增宽，枕骨可出现缝间骨，头颅不成比例地增大。

7. 锁骨部分缺如或发育不全。肩胛骨小，肩峰端发育不良。

8. 脊柱侧弯，可见肋骨缺如或骨化不良。骨盆发育不全。身材较矮，四肢显得更短，上肢较下肢更加明显。指（趾）骨末端发育不全而呈锥形，可出现扁平足以及膝关节内翻。

【鉴别诊断】

本病有时需要与多生牙和阻生牙鉴别诊断，有时需要与单纯性牙颌面畸形鉴别。

第四节　病例诊断示范

一、范例 1

【病史及临床检查】

患者女性，25 岁，左下后牙反复肿痛 2 年余。2 年余前起左下后牙反复肿痛，曾于口腔科就诊，局部冲洗上药。3 天前左下后牙再次肿痛。临床检查：38 口内未见。37 远中可及红肿龈袋，触痛（＋），挤压后少量溢脓。

【影像学检查】

38 区 CBCT（图 4-37）。

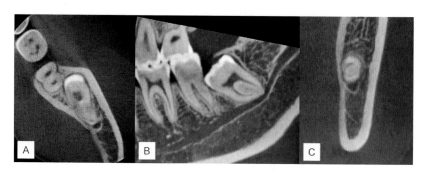

图 4-37　范例 1 的 CBCT 影像

A.轴位；B.近远中向矢状位；C.颊舌向冠状位。

【影像学表现】

CBCT：38 近中颊侧埋伏阻生，根尖压迫下颌管变形，下颌管上壁欠连续；37 远中偏颊侧根面轻度受压凹陷，未累及根管。

【影像学诊断】

38 阻生。

二、范例 2

【病史及临床检查】

患者男性，18 岁，左下后牙反复肿痛 2 年，口服消炎药后好转，近 1 个月肿痛再次发作，近 1 周肿痛加重。体温升高，开口受限，影响说话和吃饭，自觉左侧颌下区肿痛明显。没有流脓。临床检查：左侧面部肿胀，皮肤温度升高，左侧颌下区肿胀明显，触痛明显，开口受限，口内检查不满意。实验室检测显示白细胞计数及中性粒细胞增多。

【影像学检查】

CBCT（图 4-38）。

【影像学表现】

CBCT：37深龋；38前倾阻生，部分牙冠已经萌出，咬合面深龋已经达到牙髓腔，根尖周低密度影；37远中局部可见牙槽骨吸收（图4-38A）。38根尖位于下颌管的内上方（图4-38B），距离下颌管较远（图4-38C）。38牙冠紧顶37牙根，致37牙根部分吸收（图4-38D）。

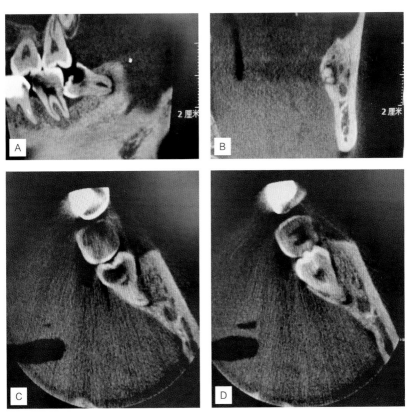

图4-38 范例2的CBCT影像
A.近远中向矢状位；B.颊舌向冠状位；C.轴位1；D.轴位2。

【影像学诊断】

1. 38 近中阻生伴深龋、慢性根尖周炎。

2. 37 深龋伴牙根吸收。

参考文献

[1] 高学军, 岳林. 牙体牙髓病学 [M]. 2 版. 北京：北京大学医学出版社, 2013.

[2] 马莲. 头颈部综合征 [M]. 4 版. 北京：人民卫生出版社, 2006.

[3] 马绪臣. 口腔颌面医学影像学 [M]. 2 版. 北京：北京大学医学出版社, 2014.

[4] White SC, Pharoah MJ. Oral Radiology：Principle and Interpretation[M]. 7th ed. St. Louis: Mosby, 2014.

（张刚）

第五章

口腔颌面部炎症

口腔颌面部炎症是由微生物、物理或化学因素所引起的颌面部炎症过程的总称，包括颌面骨炎症（骨髓炎）和软组织炎症。其影像学检查方法包括普通 X 线检查、CT、MRI 和放射性核素扫描，可明确病变范围及程度、骨膜成骨及死骨的大小和部位。

第一节　牙源性化脓性颌骨骨髓炎

牙源性化脓性颌骨骨髓炎根据引起感染的途径和临床特点不同，分为中央性颌骨骨髓炎和边缘性颌骨骨髓炎。

一、牙源性中央性颌骨骨髓炎

牙源性中央性颌骨骨髓炎（odontogenic central osteomyelitis of jaw）是由病原牙首先引起根尖周组织感染，若病变未得到及时而合理的治疗，炎症由颌骨内向周围扩散，进而累及密质骨和骨膜。

【临床特点】

1. 主要发生于下颌骨。

2. 临床特点是发热、面深部的剧烈疼痛及下唇麻木等。

3. 有明确的病原牙，通常为深龋。

【影像学要点】

1. 骨髓炎早期 X 线表现为因骨小梁破坏而导致的轻微骨密度减低。随病变进展，由于炎症造成骨质破坏，X 线表现为颌骨内以病原牙为中心的单发或多发密度减低区，边界模糊不清。

2. 骨破坏区中可有死骨形成，为骨髓炎的特征性影像学改变。死骨指坏死的骨质从颌骨逐渐分离而形成的不规则致密团块，其 X 线影像表现为密度较高且界限清楚的病变（图 5-1）。

3. 骨膜成骨可为线状或团块状。

4. 急性期后病变逐渐局限，骨质破坏区和骨质硬化区可同时存在。

5. CT 检查在显示病变范围、骨膜成骨和死骨方面优于普通 X 线检查，并能显示病变区软组织肿胀及淋巴结数目和形态。

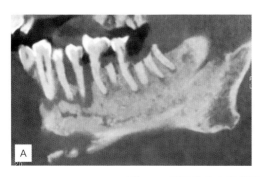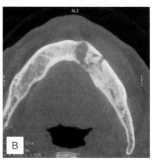

图 5-1　牙源性中央性颌骨骨髓炎

CBCT 显示 33 至 35 根方骨密度减低区，边界模糊不清；
34、35 根尖区及下颌下缘可见死骨，颊舌侧密质骨不连续。
A. 下颌骨矢状位；B. 下颌骨轴位。

【鉴别诊断】

1. 朗格汉斯细胞组织细胞增生症：两者均有骨质破坏和骨膜成骨。朗格汉斯细胞组织细胞增生症 X 线检查可表现为囊样骨质破坏区，边界不清，有线状骨膜反应。与骨髓炎不同的是，此病很少发生骨质硬化反应且无死骨形成。

2. 双膦酸盐相关颌骨坏死：两者均可有骨质破坏、死骨、骨膜成骨和骨硬化。目前牙源性中央性颌骨骨髓炎已不多见，而双膦酸盐相关颌骨坏死病例逐渐增多。双膦酸盐用药史、大块死骨形成及病变累及多个象限有助于其诊断。

二、牙源性边缘性颌骨骨髓炎

牙源性边缘性颌骨骨髓炎（odontogenic peripheral osteomyelitis of jaw）虽然也来自牙源性感染，但其临床及病理过程有很多表现不同于中央性颌骨骨髓炎。牙源性边缘性颌骨骨髓炎主要是由病原牙首先引起颌周间隙感染，进而侵犯骨膜、密质骨乃至骨髓的炎症过程。

【临床特点】

多见于青少年，常有冠周炎或其他牙痛病史。主要为反复发作的腮腺咬肌区或颌周肿胀、炎性浸润，有不同程度的开口受限及局部压痛。

【影像学要点】

1. 曲面体层片可见下颌升支骨密度弥漫性增高，其中可见局限性骨质破坏灶（图 5-2A）。下颌升支切线位片则可见密质骨外有骨膜成骨，增生骨质的边缘一般较整齐，且升支外侧密质骨无明显破坏。

2. CT 检查除可以显示骨质改变外，还可显示咀嚼肌肿胀、脓肿形成、皮肤瘘管等软组织病变（图 5-2）。

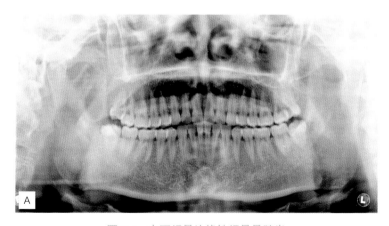

图 5-2　右下颌骨边缘性颌骨骨髓炎

48 阻生，右侧下颌升支局限性骨质破坏，颊侧密质骨不连续，密质骨外可见骨膜成骨，其内可见骨质破坏区；右侧咬肌明显肿胀，其内可见圆形低密度区（形成脓腔）。A. 曲面体层片；B. 螺旋 CT 轴位骨窗；C. 螺旋 CT 冠状位骨窗；D. 螺旋 CT 轴位软组织窗。

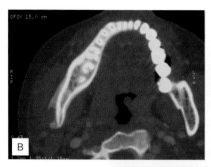
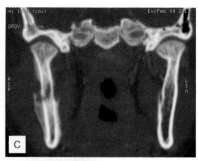
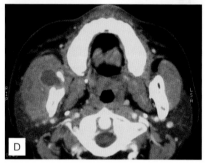

图 5-2　右下颌骨边缘性颌骨骨髓炎（续）

【鉴别诊断】

有时需与骨肉瘤鉴别。骨髓炎常能看到病原牙，早期骨破坏以病原牙为中心，晚期骨破坏和骨硬化同时存在；而骨肉瘤骨破坏边缘模糊，同时在骨破坏区内可见密度高的瘤骨，无病原牙且无死骨形成。此外，骨髓炎多为线状或层状骨膜反应，而骨肉瘤则常见放射状瘤骨并有密质骨广泛破坏。

第二节　婴幼儿颌骨骨髓炎

婴幼儿颌骨骨髓炎（infantile osteomyelitis of jaws）少见，是一种非牙源性化脓性炎症，多为血源性感染，因而多见于血运丰富的上颌骨。

【临床特点】

婴幼儿颌骨骨髓炎多发生于上颌骨，表现为眶下区蜂窝织炎。全身症状常较轻微。

【影像学要点】

1. 病变早期，X 线表现无异常。

2. 晚期病变颌骨破坏广泛，表现为不规则骨质密度减低并有死骨形成及牙胚移位、缺失，死骨脱落而导致颌骨畸形。

3. CT 检查有助于明确病变范围、程度，尤其是病变累及筛窦及形成眶内脓肿者。

第三节 Garré 骨髓炎

Garré 骨髓炎（Garré osteomyelitis）是一种非化脓性骨髓炎，其特点是骨膜成骨，不形成脓肿，无骨坏死。

【临床特点】

1. 好发于儿童和年轻成人。常见病因是根尖周感染，通常与磨牙尤其是第一磨牙龋病有关，患者有牙痛史；也可来自冠周炎或牙滤泡。少数病例无明确的病原牙。

2. 临床表现为局部肿胀、疼痛及开口受限。肿胀常见部位是单侧下颌角下缘及升支，可发生颌骨膨隆。

【影像学要点】

1. 颌骨骨膜新骨形成，表现为密质骨外薄层膨出的骨质呈线样或分层呈葱皮样改变；病变进一步发展，层状骨膜成骨融合形成团块状新生骨（图 5-3）。

2. 松质骨硬化，可在硬化骨质中有低密度透射影，也可表现为新骨形成致颌骨膨隆（图 5-3），原密质骨板消失。

3. CT 图像表现为密质骨增厚，骨膜新骨形成，边缘平整，并常伴有松质骨硬化。周围软组织肿胀，无明确软组织肿块。

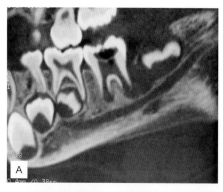

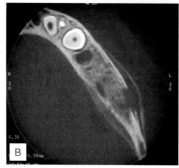
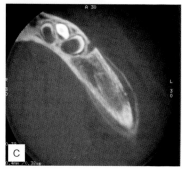

图 5-3　Garré 骨髓炎

36 咬合面釉质缺损，远中根根方较大范围低密度影，
下颌角颊侧密质骨缺损，下颌体颊舌侧及升支后缘均可见骨膜成骨。
A. CBCT 矢状位；B 和 C. CBCT 轴位。

【鉴别诊断】

1. 尤因肉瘤　好发年龄 5 ～ 30 岁，与 Garré 骨髓炎相似，均表现为颌骨膨隆和骨膜成骨。尤因肉瘤所引起的颌骨膨隆发展更为迅速，常伴有牙齿松动、麻木等症状。X 线表现为边界不清的溶骨性病变，可有病理性骨折。两者均可发生骨膜成骨，尤因肉瘤骨膜成骨多为日光放射状，Garré 骨髓炎骨膜成骨多为线状或葱皮状。

2. 婴幼儿骨皮质增生症　男性多见，多发生于出生 5 个月以内，好发于下颌骨及锁骨，表现为下颌骨下缘骨密质增厚。发病年龄对本病诊断有重要意义。

第四节 下颌骨慢性弥漫性硬化性骨髓炎

慢性硬化性颌骨骨髓炎（chronic sclerosing osteomyelitis of jaw）分为局限性和弥漫性两种。慢性局限性硬化性颌骨骨髓炎特点为牙髓感染导致的根尖周骨质致密性反应，也称致密性骨炎；慢性弥漫性硬化性颌骨骨髓炎主要表现为颌骨的反应性增生，缺乏急性过程，多见于下颌骨，目前普遍称为下颌骨慢性弥漫性硬化性骨髓炎（chronic diffuse sclerosing osteomyelitis of mandible）。

【临床特点】

1. 与化脓性骨髓炎的组织坏死和化脓过程不同，弥漫性硬化性颌骨骨髓炎由颌骨的低毒性感染引起，无脓肿及瘘管形成，无死骨形成。

2. 可发生于任何年龄。

3. 病变范围通常较大。病变多见于下颌骨，也可发生于上颌骨和股骨。

【影像学要点】

1. 早期表现为界限不清的骨质密度减低区及硬化区。随着病程进展，病变区骨质密度增高。病变通常累及大部分下颌骨。

2. 病变早期及年轻患者以骨膜成骨为主，受累骨体积增大。

3. CT 表现为骨质硬化明显，硬化区内散在低密度区，密质骨明显吸收或消失（图 5-4）。

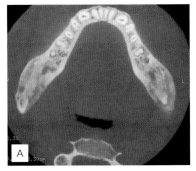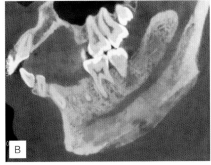

图 5-4 下颌骨慢性弥漫性硬化性骨髓炎
双侧下颌体及升支下份骨质弥漫性硬化伴颌骨膨隆，
其中可见不规则骨质密度减低区，密质骨外可见骨膜成骨。
A. CBCT 轴位；B. 矢状位；C. 冠状位。

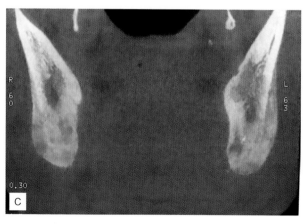

图 5-4　下颌骨慢性弥漫性硬化性骨髓炎（续）

【鉴别诊断】

1. 成骨肉瘤　常见症状为颌骨膨隆，软组织肿大，可有疼痛及不同程度的开口受限。X 线片呈骨质密度增高等影像学表现，与弥漫性硬化性骨髓炎相似。但成骨肉瘤生长迅速，下唇麻木、牙松动更常见；X 线片显示病变边缘弥散不清，骨质密度呈斑点状增高表现，密质骨轮廓破坏，有日光放射状肿瘤骨形成，牙槽骨骨硬板破坏等特点有助于两者鉴别。此外，成骨肉瘤牙周膜影像增宽也是非常有意义的早期表现。

2. Garré 骨髓炎　此病可引起颌骨肿大，有时伴有疼痛。X 线片呈密度增高影像，需与慢性弥漫性硬化性骨髓炎鉴别。此病主要发生于青少年，30 岁以上的患者少见。多伴有牙感染，尤其是下颌第一磨牙和下颌第三磨牙的感染是最常见的病因。主要的 X 线表现特点为骨膜成骨和骨沉积，有时可见黑白相间的层状骨膜成骨表现；病变范围相对较局限，主要累及下颌角和升支。

3. 骨纤维异常增殖症　此病虽可多发，但单独发生于下颌骨者并不少见。此病多发生于青少年期，通常表现为无痛性颌骨膨大、质硬、光滑无结节，皮肤、黏膜颜色正常。X 线片呈典型的毛玻璃样密度，无骨膜成骨现象，下颌病变沿下颌骨外形膨大，密质骨边缘变薄，但一般保持连续性。牙槽骨骨硬板消失，牙周膜影像变窄，下颌管移位是其特点。

4. 畸形性骨炎　此病为多骨病变，常累及骨盆、股骨、颅骨、椎骨和上颌骨，发生于下颌骨者较少。由于受累骨膨隆、畸形，导致下肢弯曲、脊柱侧弯和颅骨变大。疼痛症状常发生于承重骨。但此病多发生于40岁以上患者，男性多见。晚期病变X线表现为棉絮状密度增高影像，密质骨变薄、保持完整。此病具有特征性的X线表现是多数牙根牙骨质显著增生。

5. 弥漫性巨大牙骨质瘤　多发生于下颌骨，有时上、下颌骨同时受累。根尖周炎、牙周炎、拔牙和口腔溃疡均可引起继发感染而有疼痛症状，病变区牙齿牙髓活力正常。X线表现为多发、分叶状、致密阻射影像，局限于单侧或双侧颌骨牙槽突，部分病变边缘可见密度低的线条状影像，磨牙后区、下颌升支、下颌缘无病变累及。此病可有家族史，多见于30岁以上女性患者，只限于颌骨患病。

第五节　颌骨放射性骨坏死

颌骨放射性骨坏死（osteoradionecrosis of jaw）为放射治疗引起的最为严重的并发症，是由放射线照射导致的、不能愈合的细胞缺氧性损伤，而非受照射骨的真性骨髓炎。颌骨放射性骨坏死发病率居全身骨骼同类病变首位。

【临床特点】

1. 可将60Gy作为颌骨放射性骨坏死的临界性剂量指标。本病可在放射线照射后数月至数年甚至十余年发病，但常见的发病时间为照射后0.5～3年。放射治疗后拔牙、手术、行牙髓及牙周治疗可为发病诱因，也可无明显诱因而发病。

2. 发病部位下颌骨远多于上颌骨，下颌骨后部多于前部。

3. 主要症状是疼痛和骨暴露，可有不同程度开口受限；暴露的颌骨呈灰色或黄色，常伴有黏膜或皮肤瘘管。可发生放射性龋病或牙周炎，可有口干、下唇麻木等。

4. 骨坏死后易继发感染，创口不愈、溢脓。有大块死骨形成，可致颌骨病理性骨折。

【影像学要点】

1. 放射性龋病好发于牙颈部，病变初期为浅龋，进一步迅速发展形成颈部环状龋；也可发生于咬合面和暴露的根面。可有牙周膜间隙增宽，骨硬板密度减低或消失，以及牙槽突吸收、高度减低等。

2. 因易继发牙源性感染，病变常从牙槽突开始。当病变以牙槽突为主时，表现为局部骨质疏松及根尖周密度减低影像。

3. 随病变进展，颌骨骨质呈弥散性疏松，进而有不规则破坏，呈斑点状或虫蚀样，密质骨不连续，病变边界多不清楚；骨吸收破坏加重、范围增大，可见大小不等、形状不一的死骨，死骨不易分离（图 5-5）。

4. 很少发生骨膜成骨。

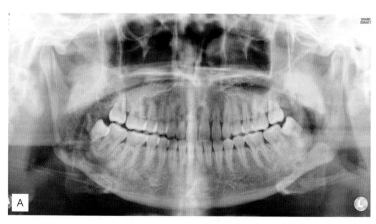

图 5-5　颌骨放射性骨坏死
双侧下颌骨前磨牙区至乙状切迹骨质破坏，
右侧下颌体及升支可见死骨，左侧升支骨质缺损。
A. 曲面体层片；B. 螺旋 CT 轴位片；C. 螺旋 CT 冠状位片；D. 螺旋 CT 矢状位片。

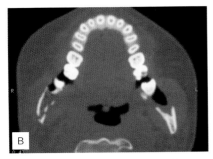
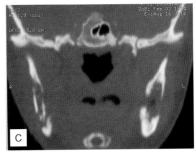

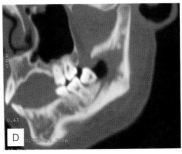

图 5-5 颌骨放射性骨坏死（续）

【鉴别诊断】

1. 恶性肿瘤复发　放射性骨坏死所引起的骨质破坏需与恶性肿瘤局部复发鉴别。后者 X 线片见骨质破坏进展迅速，且骨质破坏不限于照射野内。临床上可触及肿块。

2. 牙源性颌骨骨髓炎　放射性骨坏死若照射区内有牙，且骨质破坏从牙槽突开始，有时不易与牙源性骨髓炎区别。应主要结合病史及有无放射治疗史加以鉴别。

第六节　双膦酸盐相关颌骨坏死

双膦酸盐相关颌骨坏死（bisphosphonate-related osteonecrosis of jaw）是与双膦酸盐治疗相关的一个重要并发症。美国口腔颌面外科医师协会（American Association of Oral and Maxillofacial Surgeons）

制定的诊断标准是：有双膦酸盐用药史，没有头颈部放疗史，以及颌骨暴露时间超过 8 周。其发生与双膦酸盐的种类、给药途径和用药时间有关，较大剂量静脉用药时患病率为 1%～5%，而口服用药患病率为 0.01%～0.1%。

【临床特点】

1. 多发生于下颌骨；与其他类型的颌骨骨髓炎比较，上颌骨受累相对较多。诱发因素包括拔牙、手术、活检和修复体压力过大等。

2. 临床表现为病变区疼痛、软组织肿胀、牙松动、骨暴露和拔牙窝不愈；长期慢性骨感染可累及骨膜，形成死骨和瘘管。

【影像学要点】

1. 与双膦酸盐相关的骨改变包括局部骨硬化，骨硬板和下颌管壁增厚，以及密质骨沉积导致的颌骨膨隆。上述 X 线表现并不仅局限于有临床症状的区域，也可发生于没有死骨暴露的部位；病变可累及多个象限。

2. 颌骨感染征象常与双膦酸盐骨坏死同时存在，表现为骨质破坏、死骨形成（图 5-6）和骨膜成骨。CT 扫描则有助于显示死骨、口腔上颌窦瘘和骨膜成骨。

3. 上颌骨病变相对较多（图 5-7）。

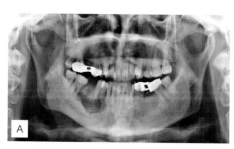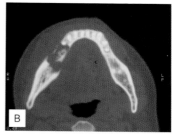

图 5-6　双膦酸盐相关颌骨坏死

右下颌骨 46 缺失，43 至 47 骨质破坏，44 至 46 牙槽侧死骨形成，死骨分离移位。
A. 曲面体层片；B. 螺旋 CT 轴位。

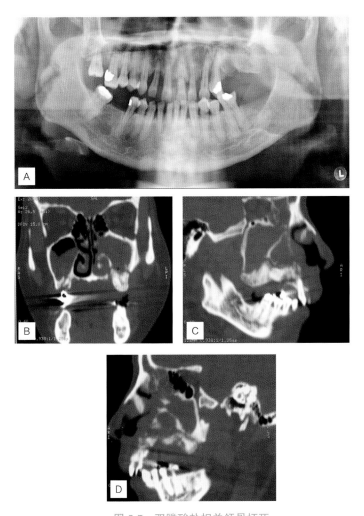

图 5-7 双膦酸盐相关颌骨坏死

左上颌骨骨质弥漫性硬化、破坏，可见死骨形成，左上颌窦密度增高；

右上颌骨磨牙区骨质破坏，小块死骨形成，右上颌窦黏膜肥厚。

A. 曲面体层片；B. 螺旋 CT 冠状位；C. 左上颌骨矢状位；D. 右上颌骨矢状位。

【鉴别诊断】

双膦酸盐相关颌骨坏死的 X 线表现无特异性，也可见于牙源性颌骨骨髓炎、放射性颌骨坏死、颌骨转移瘤及多发性骨髓瘤累及颌骨等病变，应注意询问病史。当放疗患者病变区有大块死骨形成且分离时，应询问有无双膦酸盐用药史。

第七节 颌面部软组织炎症

一、牙源性上颌窦炎

牙源性上颌窦炎（odontogenic maxillary sinusitis）是指牙源性感染扩散至上颌窦引起的上颌窦炎症。常见的病因是上颌磨牙及第二前磨牙根尖周炎和牙周炎；此外，牙科治疗如拔牙时断根被推入上颌窦内、搔刮拔牙创、根管治疗时器械穿通窦底使黏骨膜撕裂等，均可将感染带入窦内。

【临床特点】

1. 上颌窦炎可分为急性与慢性两种。急性者起病突然，体温升高；鼻阻塞，鼻腔分泌物增多；上颌区疼痛；面颊与下睑肿胀；头痛；患牙松动，有叩痛，相应的龈颊沟变浅；牙痛可放射至同侧上颌部或额颞部。慢性者多由于牙源性感染持续存在或因急性上颌窦炎未治愈而致，症状与急性者略同，只是程度较轻。

2. 牙源性上颌窦炎多为单侧，鼻源性上颌窦炎多为双侧。

【影像学要点】

1. 病原牙根尖周骨质破坏，牙周膜及牙槽骨骨硬板影像消失，或见牙槽窝与上颌窦相通，相应上颌窦底部骨质不连续及黏膜肥厚（图5-8）；若断根进入上颌窦，CBCT可明确断根位置（图5-9）。

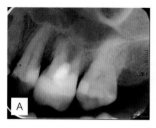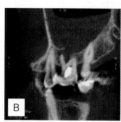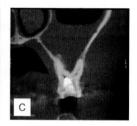

图5-8 牙源性上颌窦炎

26根尖周低密度影，相应上颌窦底骨质不连续，窦底黏膜肥厚。
A. 根尖片；B. CBCT矢状位；C. CBCT冠状位。

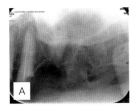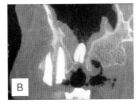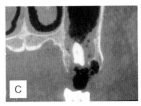

图 5-9　牙源性上颌窦炎

26 残根进入上颌窦，相应上颌窦底骨质不连续，窦底黏膜肥厚。
A. 根尖片；B. CBCT 矢状位；C. CBCT 冠状位。

2. 急性期若上颌窦腔内有积液，坐位投照时可见液平面；慢性炎症则可致窦壁骨质增生、硬化。

【鉴别诊断】

1. 鼻源性上颌窦炎　鼻源性上颌窦炎多继发于上呼吸道感染及鼻部疾病，鼻腔症状明显，通常为双侧，无病原牙。

2. 上颌窦恶性肿瘤　上颌窦恶性肿瘤患侧面部麻木和疼痛症状明显，鼻腔分泌物多为血性。X 线检查常可见窦壁骨质破坏。

3. 上颌骨囊肿　拔牙后出现口腔上颌窦瘘有时需与上颌骨囊肿鉴别。后者 X 线检查可见囊性病变影像突入上颌窦，病变与牙槽窝相通。

二、面深间隙感染

口腔颌面部及颈部深面的解剖结构均有致密的筋膜包绕，其功能是分隔肌肉、腺体等解剖结构并作为血管、神经通路。解剖结构的筋膜之间有彼此连续的疏松结缔组织或脂肪组织填充。头颈部的感染通常沿这些阻力薄弱的潜在解剖间隙扩散。

【临床特点】

1. 口腔颌面部间隙感染多为牙源性和腺源性感染，损伤性、医源性和血源性感染相对较少。

2. 化脓性炎症可局限在一个间隙内，也可波及相邻的几个间隙。严重者可沿神经、血管扩散，引起海绵窦血栓性静脉炎、脑脓肿、纵隔炎等严重的并发症。

【影像学要点】

1. 主要检查方法为 CT 和 MRI，可以显示病变范围及其与周围组织的关系。

2. CT 平扫表现为软组织肿胀，皮下及间隙内脂肪组织密度增高且不均匀，边界不清；受累肌肉肿大。脂肪等软组织液化坏死、脓肿形成后，则表现为软组织层次消失，可见局灶性液性密度影，脓腔中有散在气腔影，有时可见气–液平面，周围软组织肿胀。增强扫描时感染间隙、坏死组织及渗出物强化，脓肿边缘可见环形强化（图 5-10）。

3. MRI 平扫表现为 T_1 加权像呈低信号，T_2 加权像呈片状不规则高信号。脓肿 MRI 平扫表现为 T_1 加权像呈低信号，T_2 加权像呈高信号，其内可见低信号气体影。

4. 牙源性感染者可显示病原牙。

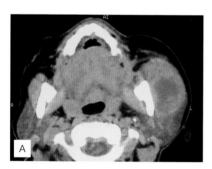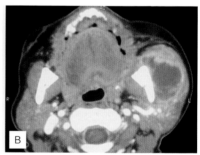

图 5-10　左咬肌间隙感染伴脓肿形成
螺旋 CT 平扫轴位图像（A）示左侧咬肌肿胀，其内可见液化区；
增强扫描（B）示边缘强化。

第八节 病例诊断示范

一、范例 1

【病史及临床检查】

患者男性，38 岁，左侧下颌反复肿痛 4 年余。自述为自发痛，夜间加重，伴张口受限。于 2014 年 9 月拔除左下智齿，未见缓解。后于 2015 年 6 月、12 月在当地医院行"刮治术"，效果不明显。曾静脉滴注青霉素、克林霉素等药物治疗，症状稍缓解，仍反复发作。临床检查：面部外形欠对称，左侧下颌稍肿胀；面部皮肤颜色正常；张口一指半。口内检查：口腔卫生中，无龋齿，无牙齿松动，无牙龈破溃，无牙槽突死骨。

【影像学检查】

曲面体层片、螺旋 CT（图 5-11）。

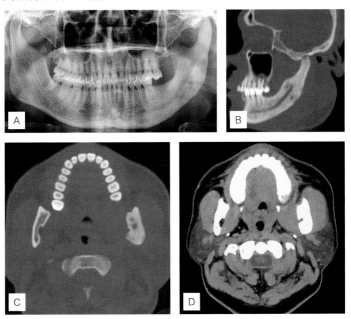

图 5-11 范例 1 的影像
A. 曲面体层片；B. 斜矢状位 CT 骨窗；
C. 轴位 CT 骨窗；D. 轴位 CT 软组织窗。

【影像学表现】

曲面体层片（图 5-11A）：37、38 已拔除。左下颌骨自前磨牙区至升支、髁突骨质弥漫性硬化，边界不清，内部低密度影混杂；左下颌管增宽，管壁影像不清。

CT（图 5-11B 至 D）：左下颌骨自前磨牙区至升支、髁突骨质弥漫性硬化，边界不清，内部见不规则骨质破坏区，颊舌向骨质膨隆；左下颌管增宽，管壁影像不清。左侧咬肌、翼内肌肿胀，左侧咽旁间隙及翼下颌间隙密度增高。

【影像学诊断】

左侧下颌骨慢性弥漫性硬化性骨髓炎。

二、范例 2

【病史及临床检查】

患者男性，46 岁，右侧下颌下区反复流脓 5 个月。3 年前因肝癌骨转移行颌骨和胸部放射治疗，剂量 48 Gy，放疗后无拔牙史；曾行唑来膦酸注射治疗。11 个月前右下颌肿胀伴右下颌牙龈流脓。临床检查：右侧面部皮肤暗红色，右颊部及下颌下区分别可见瘘口，有黄色脓液流出；自右下颌下区瘘口可探及骨面，口内 45 至 48 骨面暴露，骨面呈灰褐色。

【影像学检查】

曲面体层片和螺旋 CT（图 5-12）。

【影像学表现】

曲面体层片及螺旋 CT：上、下颌多牙缺失。右侧下颌体至升支有不规则的低密度骨破坏影像，其中可见高密度的骨质硬化，下颌骨下缘密质骨缺损，下颌体后部可见大块死骨。

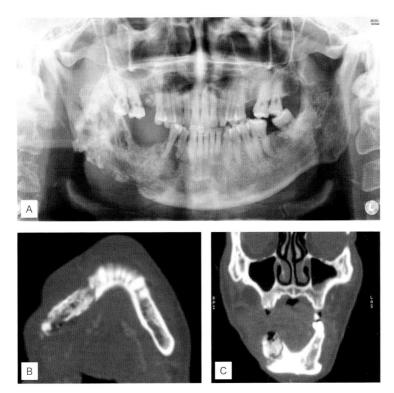

图 5-12 范例 2 的影像
A. 曲面体层片；B. 螺旋 CT 轴位片；C. 螺旋 CT 冠状位片。

【影像学诊断】

右下颌骨骨坏死，结合临床考虑为右下颌骨双膦酸盐相关颌骨坏死。

参考文献

[1] 马绪臣. 口腔颌面医学影像学 [M].2 版 . 北京：北京大学医学出版社 , 2014.

[2] Baltensperger MM, Eyrich GK. Osteomyelitis of the Jaws[M]. New York: Springer, 2008.

[3] Franco-Pretto E, Pacheco M, Moreno A, et al. Bisphosphorate-induced osteonecrosis of the jaws: clinical,imaging,and histopathology findings[J]. Oral

Surg Oral med Oral Pathol Oral Radiol, 2014,118(4):408-417.

[4] Koth VS, Figueiredo MA, Salum FG, et al. Bisphosphorate-related osteonecrosis of the jaw: from the sine qua non condition of bone exposure to a non-exposed BROHJ entity[J]. Dentomaxillofac Radiol,2016,45: 20160049.

[5] Topazine RG, Goldberg MH. Oral and Maxillofacial Infection[M]. 4th ed. Philadelphia：WB Saunders Company, 2002.

（赵燕平）

第六章

牙及颌面骨创伤

第一节　牙外伤

牙外伤指由直接外力导致的牙周膜损伤、牙折和牙脱位等。

一、牙震荡

牙震荡（concussion）指外力冲击牙齿致根尖区和根侧牙周膜血管、韧带损伤，出现炎性水肿。

【临床特点】

1. 牙齿轻微酸痛，叩痛。

2. 牙齿不松动，无移位。

【影像学要点】

1. 推荐根尖片，显示牙全貌及根尖周围牙槽骨情况。

2. X线表现正常或根尖区牙周膜间隙增宽（图6-1）。

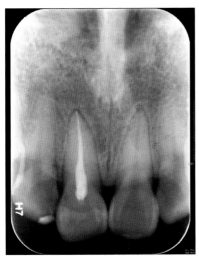

图 6-1　牙震荡
21 根尖区牙周膜间隙增宽，11 根管治疗后。

二、牙折（tooth fracture）

（一）冠折（dental crown fracture）

冠折好发于前牙，包括冠折未露髓及冠折露髓两型。

【临床特点】

1. 牙冠硬组织缺损。

2. 常有牙髓敏感症状，如对探诊和冷热刺激敏感。

【影像学要点】

1. 推荐根尖片，显示牙全貌及根尖周围牙槽骨情况。

2. X线检查通常表现为部分牙冠缺损（图6-2），断面整齐或不整齐，与髓腔相通或不相通，可同时伴有根折。

（二）根折（dental root fracture）

【临床特点】

1. 根折牙松动，折断线越接近牙颈部，牙松动越明显。

2. 有叩痛。

【影像学要点】

1. 推荐根尖片，显示牙全貌及根尖周围牙槽骨情况。

2. X线检查显示牙根上线条状密度减低影（图6-3）。有时一张根尖片不能显示无移位的根折线，需要变换投照方向再拍摄一张才能显示，或采用CBCT检查以免漏诊。

【鉴别诊断】

1. 软组织结构如嘴唇或鼻翼影与牙根影像重叠，容易误诊为根折。应注意软组织重叠影通常延伸到牙根边缘以外（图6-3）。

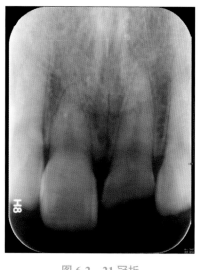

图 6-2　21 冠折

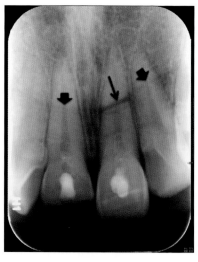

图 6-3　根折

细箭头指示 21 根折影；粗箭头指示软组织重叠影，延伸到牙根边缘以外。

2. 牙槽突骨折可能与牙根影像重叠，容易误诊为根折，应注意鉴别。

（三）冠根联合折（crown-root fracture）

【临床特点】

1. 折断线累及牙冠和根部，牙髓多暴露。

2. 患牙断片动度大，触痛明显。

【影像学要点】

1. 推荐根尖片，显示牙全貌及根尖周围牙槽骨情况。

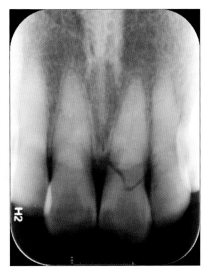

图 6-4　21 冠根联合折

2. X 线检查显示牙冠和牙根上均有线条状密度减低影（图 6-4）。

三、牙脱位

牙脱位（tooth luxation）指外力作用致牙脱离牙槽窝内原有位置。如牙向根尖方向移位嵌入牙槽骨，称为嵌入性脱位；如牙向咬合面方向脱位，称为殆向脱位；如牙向某一侧移位，称为侧方脱位；如牙完全脱离牙槽窝，称为全脱位。

【临床特点】

1. 根据外力的大小、方向不同，可表现为牙冠变短（嵌入）、牙冠伸长或移位。

2. 全脱位者牙缺失，牙槽窝内空虚。

【影像学要点】

1. 推荐根尖片，显示牙全貌及根尖周围牙槽骨情况。

2. 殆向脱位显示牙周膜间隙增宽，尤其是根尖区牙周膜间隙明显增宽，牙切缘超出正常邻牙切缘（图 6-5）；嵌入性脱位者牙周膜间隙消失，牙切缘低于正常邻牙切缘（图 6-6）；全脱位者显示空虚牙槽窝和明显的骨硬板影像（图6-7）。

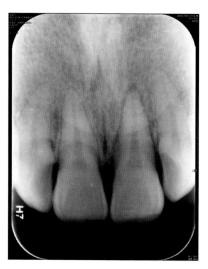

图 6-5　殆向脱位
21 殆向脱位，根尖区牙周膜间隙增宽，牙切缘超出 11 切缘。

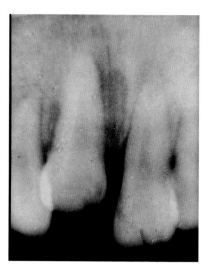

图 6-6　嵌入性脱位
11 嵌入性脱位，牙周膜间隙消失，牙切缘低于 21 切缘。

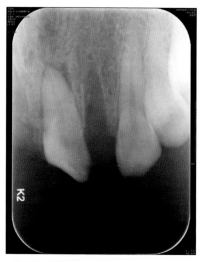

图 6-7　全脱位
22 全脱位，牙槽窝空虚，骨硬板影像清晰。

第二节　颌面骨骨折

外力可导致颌面骨裂、骨折或合并移位，根据创伤程度可伴有肿胀、疼痛、出血、畸形以及功能障碍（开口受限、咬合紊乱等）等表现。

一、牙槽突骨折

牙槽突骨折（fractures of alveolar process）多发生于前牙区，上颌多见，常伴有牙折、牙脱位等。

【临床特点】

1. 多伴有唇龈组织损伤、肿胀或撕裂。

2. 骨折段有动度，移动其中一颗牙，位于骨折段上的邻近数牙随之移动。

【影像学要点】

1. 推荐 CBCT，可三维显示骨折区域。

2. X 线检查显示牙槽骨横行、斜行或纵行骨折线裂隙（图 6-8）。

【鉴别诊断】

牙槽骨的营养管影像线条柔和，走向恒定、规则；而牙槽突骨折线裂隙线条僵直、走向不规则，应加以鉴别。

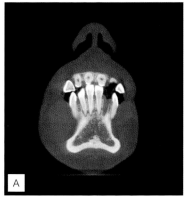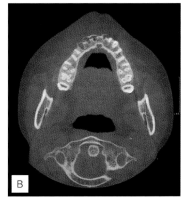

图 6-8　牙槽突骨折

A. 冠状位 CBCT 示下颌骨前部（32 至 42）牙槽突横行骨折，伴 32 全脱位；
B. 轴位 CBCT 示上颌骨前部（13 至 21）唇侧牙槽突骨折，伴 13 至 21 全脱位。

二、下颌骨骨折

下颌骨解剖结构有四处薄弱区，即髁突颈部、下颌角区、颏孔区及正中联合，是下颌骨骨折（fractures of mandible）的好发部位。

（一）髁突骨折（fractures of condyle）

髁突骨折按骨折线高低可分为髁突头（高位）、髁突颈以及髁突颈下（低位）骨折。

【临床特点】

1. 单侧髁突骨折时，患侧耳前关节区压痛，局部肿胀，开口时疼痛加重。

2. 双侧髁突骨折移位时，可伴有双侧下颌升支高度变短，后牙早接触，前牙开𬌗。

【影像学要点】

1. 推荐 CBCT 或螺旋 CT，可三维显示骨折区域。

2. X 线检查显示髁突横行、斜行或纵行骨折线裂隙，骨折段受翼外肌牵引多向前、内、下方移位（图 6-9 至图 6-11）。

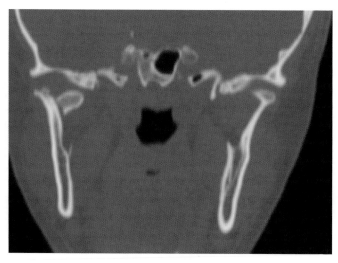

图 6-9　髁突骨折
螺旋 CT 示右侧髁突头骨折，髁突头向内侧移位。

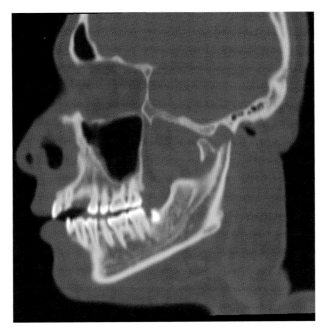

图 6-10　髁突骨折

螺旋CT示髁突颈骨折，骨折段受翼外肌牵引向前下方移位，髁突脱出关节窝。

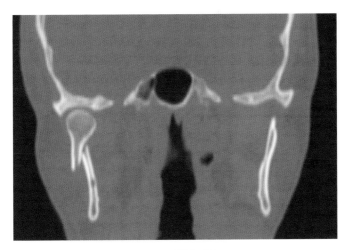

图 6-11　髁突骨折

螺旋CT示髁突颈下骨折，骨折断端错位。

（二）下颌角骨折

下颌角骨折（fractures of mandibular angle）可由于直接外力或间接外力传导引起，也可发生于拔除下颌阻生牙时操作过程中的意外损伤。

【临床特点】

1. 下颌角区疼痛、肿胀和开口受限；若损伤下牙槽神经，可出现下唇和下牙龈麻木。

2. 骨折段移位明显时，可导致颜面畸形及咬合关系紊乱。

【影像学要点】

1. 推荐曲面体层片，有条件者可选择 CBCT 或螺旋 CT，可三维显示骨折区域。

2. X 线检查显示下颌角部位横行、斜行或纵行骨折线裂隙（图6-12）。

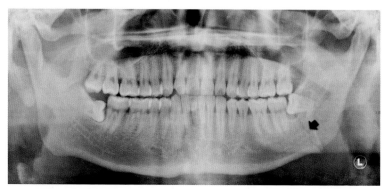

图 6-12　下颌角骨折

左下颌角骨折（箭头），骨折线上可见阻生智齿，骨折段轻度错位。

（三）颏旁骨折

颏旁骨折（mandibular parasymphysis fracture）多由直接外力引起，少有间接外力传导发生。

【临床特点】

1. 颏旁区疼痛、肿胀，常伴有牙龈撕裂和出血。

2.骨折段移位明显时，可导致颜面畸形及咬合关系紊乱。

【影像学要点】

1.推荐曲面体层片，有条件者可选择 CBCT 或螺旋 CT，可三维显示骨折区域。

2.X 线检查显示颏旁区横行、斜行或纵行骨折线裂隙，局部创伤严重时，可发生粉碎性骨折（图 6-13）。

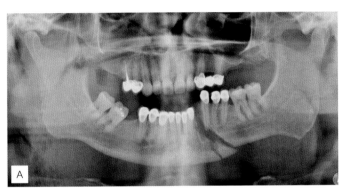

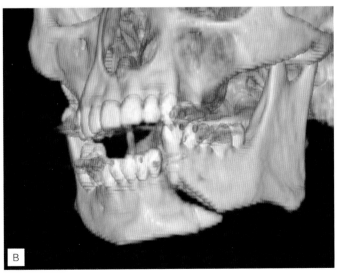

图 6-13　颏旁骨折

A.曲面体层片示左侧颏旁区骨折，左侧较短的骨折段向上移位，右侧开𬌗畸形；
B.螺旋 CT 三维立体图像清晰显示骨折段移位及断端间相对位置关系。

（四）颏部骨折（mandibular symphysis fracture）

下颌骨正中位置突出，容易受到外力打击，解剖上为两侧下颌骨连接处，所以此处为下颌骨骨折好发部位。

【临床特点】

1. 单纯颏部正中骨折由于两侧肌肉力量均衡，一般不发生移位。

2. 若骨折线斜向或偏移，两侧骨折段前端可以稍有重叠。

【影像学要点】

1. 曲面体层片在下颌骨前部由于有颈椎影像重叠，颏部观察不满意，推荐选择下颌前部𬌗片或 CT 检查（图 6-14）。

2. X 线检查显示颏部正中部位横行、斜行或纵行骨折线裂隙，局部创伤严重时，可发生粉碎性骨折。

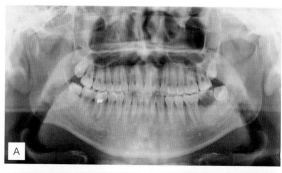

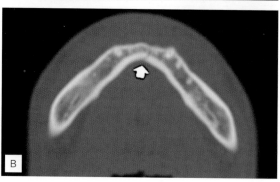

图 6-14　颏部骨折

A. 曲面体层片上，颏部未见确切骨折线裂隙；
B. 螺旋 CT 轴位片显示颏部骨折线裂隙（箭头）。

（五）喙突骨折

喙突在解剖位置上较为深在，不易受到外力打击，临床上较少发生喙突骨折（fractures of coronoid process）。

【临床特点】

常常伴发于下颌骨其他部位的骨折。

【影像学要点】

1. 推荐曲面体层片，有条件者可选择 CBCT 或螺旋 CT，可三维显示骨折区域。

2. X 线检查显示喙突部位横行、斜行或纵行骨折线裂隙，颞肌牵引喙突段向上、向后移位（图 6-15）。

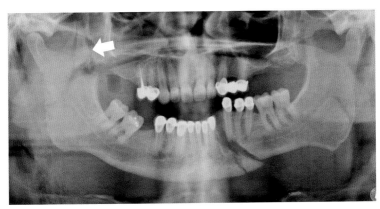

图 6-15　下颌骨骨折

曲面体层片，箭头指示右侧喙突骨折，并向后上方移位；
左侧颏旁区、右侧髁突颈下亦可见多处骨折。

三、上颌骨骨折

上颌骨受外力打击时，容易在相邻的骨缝及菲薄区域等发生骨折。1901 年，Le Fort 将上颌骨骨折（fractures of maxillary）的部位分为三型。

　　Le Fort Ⅰ型：相当于上颌骨的下薄弱线。从梨状孔下部开始，于牙槽突底部和上颌结节上方，水平向后延伸至翼突（图 6-16）。

　　Le Fort Ⅱ型：相当于上颌骨的中薄弱线。横过鼻梁，沿眶内壁向下达眶底，于颧骨下方或颧颌缝至翼突（图 6-17）。

　　Le Fort Ⅲ型：相当于上颌骨的上薄弱线。横过鼻梁、眼眶经颧骨上方向下后达翼突，形成完全的颅面分离（图 6-18）。

【临床特点】

　　1. 骨折段受重力作用向下移位，常引起后牙早接触、前牙开殆。

　　2. 常伴有眶内及眶周组织出血、水肿，形成眶周瘀斑。

【影像学要点】

　　1. 上颌骨结构较复杂，推荐采用 CBCT 或螺旋 CT，可三维显示骨折区域。

　　2. X 线检查显示上颌骨下、中或上薄弱线区域横行、斜行或纵行骨折线裂隙，局部创伤严重时，可发生粉碎性骨折。

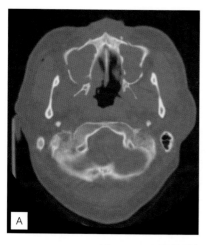
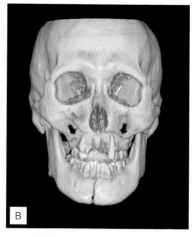

图 6-16　上颌骨骨折（Le Fort Ⅰ型）

A. 螺旋 CT 轴位片显示双侧上颌窦各壁均有骨折；
B. 螺旋 CT 三维立体图像清晰显示双侧上颌骨 Le Fort Ⅰ型骨折（箭头）。

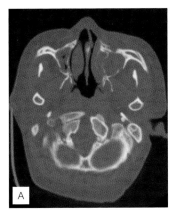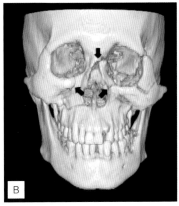

图 6-17 上颌骨骨折（Le Fort Ⅱ型）

A. 螺旋 CT 轴位片显示双侧上颌窦各壁均有骨折；
B. 螺旋 CT 三维立体图像清晰显示双侧上颌骨 Le Fort Ⅱ型骨折（箭头）。

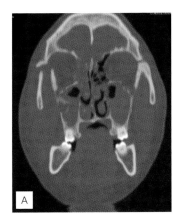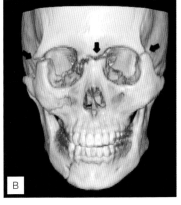

图 6-18 上颌骨骨折（Le Fort Ⅲ型）

A. 螺旋 CT 冠状位图像显示上颌骨 Le Fort Ⅲ型骨折线；
B. 螺旋 CT 三维立体图像清晰显示双侧上颌骨 Le Fort Ⅲ型骨折（箭头）。

四、颧骨复合骨折

颧骨复合骨折（zygomatic bone complex fracture）常与上颌骨骨折同时发生，也可单独发生。

【临床特点】

1. 颧骨、颧弓部位塌陷。

2. 颧弓塌陷可压迫下颌骨喙突导致开口受限。

【影像学要点】

1. 颧骨骨折推荐采用华特位片，颧弓骨折推荐采用颧弓位片；有条件者可选择 CBCT 或螺旋 CT，三维显示骨折区域。

2. X 线检查显示颧骨、颧弓部位的横行、斜行或纵行骨折线裂隙，局部创伤严重时，可发生粉碎性骨折 (图 6-19)。

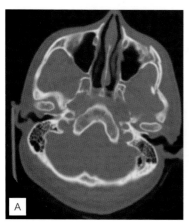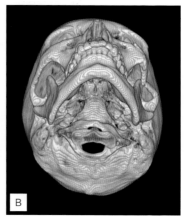

图 6-19　颧骨、颧弓复合骨折

螺旋 CT 轴位片显示左颧骨、颧弓复合骨折，内陷压迫下颌骨喙突。

五、鼻骨骨折

【临床特点】

鼻骨骨折（fracture of nasal bone）的临床特点表现为鼻移位或塌陷，鼻出血，鼻呼吸障碍等。

【影像学要点】

1. CT 可以用于明确、直观地了解有无鼻骨骨折及骨折段的位置关系。

2. X 线检查可表现为鼻骨无明显移位的线性骨折，骨折线裂隙呈横行、斜行或纵行，也可表现为明显塌陷的凹陷骨折或粉碎性骨折（图 6-20）。

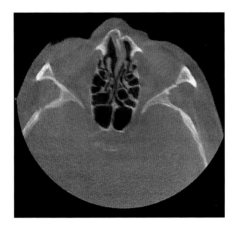

图 6-20　鼻骨骨折
螺旋 CT 轴位片显示左侧鼻骨粉碎性骨折，明显塌陷移位。

第三节　病例诊断示范

一、范例 1

【病史及临床检查】

患者女性，13 岁，上前牙外伤 1 天。临床检查：11、21 牙齿松动。

【影像学检查】

CBCT（图 6-21）。

【影像学表现】

CBCT：11 牙冠及牙根可见线状低密度影，断端未见明显错位；21 根尖处牙周膜明显增宽（图 6-21A 和 B）。21 腭侧牙周膜影像增宽，21 对应唇侧牙槽骨骨板断裂、不连续、唇侧移位，21 未见确切根折影像（图 6-21C 和 D）。

【影像学诊断】

1. 11 冠根折。

2. 21 脱位。

3. 左上颌前部牙槽突骨折。

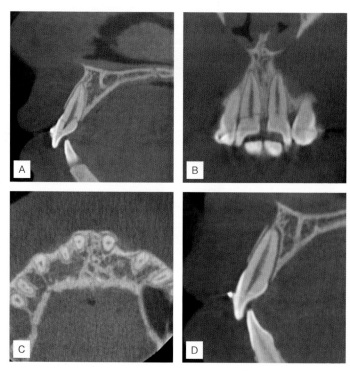

图 6-21　范例 1 的影像
A. 11 CBCT 矢状位片；B. 11、21 CBCT 冠状位片；
C. CBCT 轴位片；D. 21 CBCT 矢状位片。

二、范例 2

【病史及临床检查】

患者女性，20 岁，5 天前不慎摔倒致颏部着地，出现颏部皮肤裂伤、出血，张口受限。于外院接受颏部皮肤裂伤清创缝合术。临床检查：颏部皮肤可见长约 3 cm 的直线创口及缝线。张口度

20 mm，张口型无偏斜，右侧颞下颌关节区压痛。口内检查：上、下颌咬合关系大致正常。

【影像学检查】

曲面体层片及螺旋 CT（图 6-22）。

【影像学表现】

曲面体层片：右侧髁突正常影像消失，髁突颈部前方见一移位的骨块影，上、下颌骨其他部位未见骨折线。

螺旋 CT：右侧髁突矢状骨折线，髁突头断端前内下移位。

【影像学诊断】

右髁突骨折。

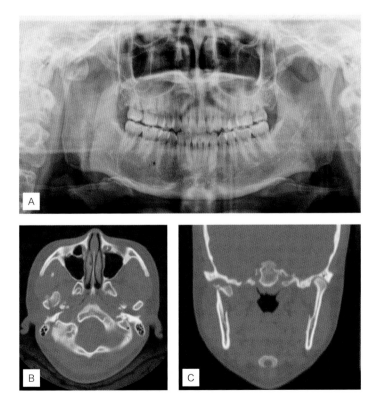

图 6-22　范例 2 的影像

A. 曲面体层片；B. 螺旋 CT 轴位片；C. 螺旋 CT 冠状位片。

参考文献

[1] 马绪臣 . 口腔颌面医学影像学 [M]. 2 版 . 北京：北京大学医学出版社，2014.

[2] White SC, Pharoah MJ. Oral radiology：Principle and Interpretation[M]. 7th ed. St. Louis: Mosby, 2014.

（雷杰）

第七章
颌面骨囊肿、肿瘤及瘤样病变

第一节　颌骨囊肿

颌骨囊肿（cysts of jaw）是一类以非脓肿性病理性囊腔为特点的颌骨病变，内含液体物质，通常由纤维结缔组织囊壁包裹。

颌骨囊肿的诊断命名分类可参考 1992 年和 2017 年世界卫生组织（WHO）头颈肿瘤分类方法。颌骨上皮性囊肿可分为发育性囊肿和炎症性囊肿；发育性颌骨囊肿可根据组织来源和发病部位分为牙源性和非牙源性囊肿。由成牙组织、牙上皮或上皮剩余演变而来的囊肿称为牙源性颌骨囊肿，例如含牙囊肿；常见的非牙源性颌骨囊肿包括由胚胎时期面突融合线内的残余上皮所致的面裂囊肿，例如鼻腭管囊肿。

牙源性角化囊肿和牙源性钙化囊肿在 2005 年 WHO 分类中曾分别被命名为牙源性角化囊性瘤和牙源性钙化囊性瘤。

单纯性骨囊肿和动脉瘤样骨囊肿诊断名称中虽然含有"囊肿"二字，但其病理实质与颌骨囊肿和肿瘤有明显的差异，将其列入颌骨瘤样病变中进行讨论（详见本章第四节）。

一、根尖周囊肿

根尖周囊肿（periradicular cyst）是以病原牙根尖为中心的含有液体的病理性囊腔，属于牙源性炎症性囊肿，是颌骨内最常见的囊肿。

【临床特点】

1.常继发于龋病、残根或死髓牙。

2. 体积较小的病变可无明显临床症状，体积较大时可引起颌骨膨隆。

【影像学要点】

1. 部位　以一个无活力病原牙的根尖部位为中心（图 7-1）。如果病变来源于侧副根管，亦可发生于牙根的近远中侧面。

2. 形状与边界　常呈圆形，边界为清晰的弧形硬化性密质骨边界。当囊肿伴感染时，边界可以变得更为致密或密度减低。

3. 内部结构　其内容物多为液体，X 线表现为完全透射性密度，在 CT 或 MRI 中表现为液体影像。在较少数病史较长的病变中，可能会存在少量退化性钙化影像。无骨性分隔、残余骨或成骨表现。

4. 毗邻结构　病变常以局部膨胀的方式生长，故可出现密质骨膨胀变薄（图 7-2）、牙移位、下颌管移位或突入上颌窦内等表现。可导致邻牙牙根轻度吸收。

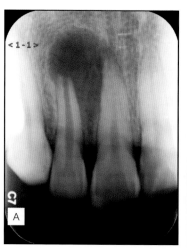
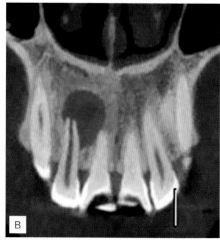

图 7-1　根尖周囊肿

根尖片（A）和 CBCT（B）示上颌侧切牙根尖周围病变，边界清楚，周围见骨硬化反应。

【鉴别诊断】

1. 根尖周囊肿的临床诊断并不困难。当病变体积较小时，应该与根尖周肉芽肿、根尖周骨结构不良相鉴别。当病变体积较大时，需要与牙源性角化囊肿等相鉴别。

2. 鼻腭管囊肿　上颌鼻腭管囊肿有时重叠于上前牙根尖区，可类似根尖周囊肿，但 CT 可见鼻腭管囊肿位于鼻腭管内。

3. 上颌窦黏膜囊肿　低位上颌窦底的黏膜囊肿与上颌牙根位置关系密切，有时会误诊为根尖周囊肿，CBCT 可以鉴别（图 7-3）。

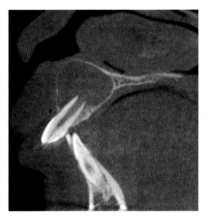

图 7-2　根尖周囊肿
CBCT 示上颌侧切牙根尖周囊肿，导致密质骨变薄，颌骨膨隆变形。

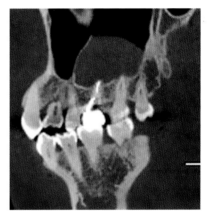

图 7-3　上颌窦黏膜囊肿
CBCT 示上颌磨牙区低位上颌窦，可见窦底骨性分隔和圆形黏膜囊肿影像。

二、残余囊肿

残余囊肿（residual cyst）是指病原牙拔除或脱落后，在病原牙部位发生的牙源性炎症性囊肿。

【临床特点】

残余囊肿多无明显临床症状，也可引起局部肿胀等。

【影像学要点】

1. 部位　位于缺失牙的近牙槽嵴侧（图 7-4）。在下颌骨病变位于下颌管的上方。

2. 形状与边界　多呈密质骨化的圆形或椭圆弧形边界。如继发感染时，密质骨化的边界可消失。

3. 内部结构　内容物为液体，常表现为完全 X 线透射性影像。病史较长的病变中可出现退化性钙化影像。

4. 毗邻结构　可以导致轻度牙移位、牙根吸收；较大体积病变可压迫下颌管移位或突入至上颌窦内。

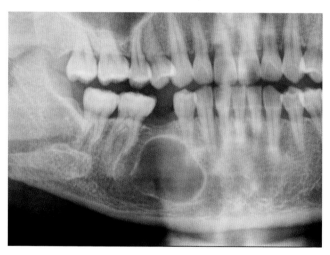

图 7-4　残余囊肿

曲面体层片（局部）显示右下颌体边界清楚的透射性影像，
边界伴有骨白线。

【鉴别诊断】

位于缺牙区近牙槽嵴顶侧囊性病变可考虑残余囊肿的可能性。需要与其他颌骨单发性囊性病变相鉴别。当体积较大时，应考虑有牙源性角化囊肿的可能性。

三、含牙囊肿

含牙囊肿（dentigerous cyst）亦称为滤泡囊肿（follicular cyst），是指囊壁包含一个未萌牙的牙冠并附于该牙颈部的囊肿。

【临床特点】

1.好发于下颌第三磨牙及上颌尖牙区，与这些部位的牙易于阻生有关。

2.早期无明显临床症状，部分患者于影像学检查中意外发现。较大的病变长径可达 10 cm 以上。临床上可出现局部肿胀感、面部膨隆、牙移位等症状。

3.含牙囊肿一般刮治术后很少复发，预后较好。

【影像学要点】

1.部位　常见于上、下颌第三磨牙区（图 7-5），其他阻生牙（图 7-6），萌出中牙或多生牙等部位。含牙囊肿的中心常位于阻生牙（通常是第三磨牙或尖牙）牙冠的殆方，囊肿包绕在阻生牙的釉牙骨质界。

2.形状与边界　一般病变范围较局限，圆形，界限清楚，伴骨硬化边界，包绕阻生牙或萌出中牙的颈部。一般牙冠周围滤泡间隙宽度大于 3mm 可以考虑含牙囊肿。含牙囊肿体积也可以较大，超过所包含牙冠体积的数倍。

3.内部结构　一般为单发，也可为多发液体密度影，无骨性分隔，无残余骨，无成骨。

4.毗邻结构　膨胀式生长，可见病原牙随着囊肿体积的增大而移位，附于病变的一端。可见有下颌管移位。上颌病变可突入上颌窦内。

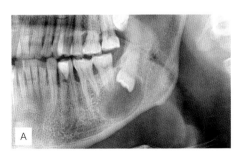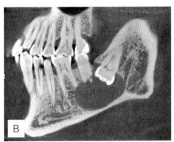

图 7-5　含牙囊肿

曲面体层片（局部）（A）和 CBCT（B）显示左下颌第三磨牙阻生，冠周可见边界清楚的透射性影像。

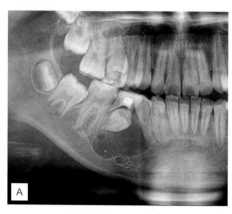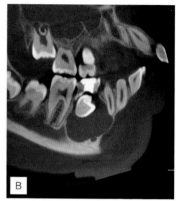

图 7-6 含牙囊肿
曲面体层片（局部）（A）和 CBCT（B）显示右下颌第二前磨牙阻生，
冠周可见边界清楚的透射性影像。

【鉴别诊断】

含牙囊肿的诊断必须具备有囊性肿物的一般特点和包含牙冠的特点，然而并不是具备这两个特点就可以确定诊断是含牙囊肿。最常见的与含牙囊肿具有较多相似性的病变是牙源性角化囊肿、单囊型成釉细胞瘤和牙源性腺样瘤等，其他的牙源性肿瘤甚至恶性疾病也可能会有相似的表现。牙源性角化囊肿、单囊型成釉细胞瘤与含牙囊肿相比，具有更加明显的生长潜能，更易出现较大体积的病变以及与其相关的改变。其他的牙源性良性肿瘤（例如成釉细胞纤维瘤）和一些低度恶性的肿瘤（早期囊肿癌变、黏液表皮样癌、成釉细胞纤维肉瘤等）也可能出现类似于含牙囊肿的表现。因此，即便是对于影像学表现完全符合含牙囊肿的情况，也需要行病理学检查进行确诊。

四、牙旁囊肿

牙旁囊肿（paradental cyst）是一种特殊类型的发生于牙根侧面的囊肿，认为其来源于牙周膜中的上皮剩余，其发病原因可能与炎症刺激有关。第三磨牙牙旁囊肿和磨牙根分叉囊肿也被认为是同一类囊肿。同义名还包括下颌感染性颊囊肿（mandibular infected buccal cyst）、颊侧根分叉囊肿（buccal bifurcation cyst）、炎症性根侧囊肿（inflammatory collateral cyst）。

【临床特点】

1. 炎症性根侧囊肿与病原牙的感染刺激有关，根管内感染通过侧支根管可以导致牙根侧面囊肿的发生。

2. 颊侧根分叉囊肿常见于初萌的下颌第一、二磨牙，牙多为活髓。

3. 第三磨牙牙旁囊肿常发生于病原牙的侧方，并不包含病原牙牙冠或根尖部，患者常有冠周炎反复发作病史，牙为活髓。

【影像学要点】

1. 部位　常发生于下颌第一、二、三磨牙颊侧（图 7-7），偶见有双侧同时发生。发生在下颌第三磨牙的病变更易向其远中发展（图 7-8）。牙旁囊肿可以发生于任意牙位。一般病变范围局限于 1～2 个牙位之内，大小为 0.6～2.5 cm 范围内，极少累及下颌骨下缘。

2. 形态与边界　病变常呈圆形或椭圆形，边界清楚，可伴硬化边界或没有明显硬化边界。囊肿向颊侧膨隆后，病变颊侧密质骨变薄，骨化影像逐渐消失，有时仅表现为病原牙颊侧骨凹陷。突破密质骨界限可引起骨膜成骨反应。

3. 内部结构　病变内部为液体密度，无骨性分隔，无残余骨或成骨。

4. 毗邻结构　常导致病原磨牙的颊侧倾斜，出现舌侧尖升高、牙根向舌侧倾斜的表现。病变呈膨胀性生长方式，可导致颊侧密质骨膨隆或邻牙移位。

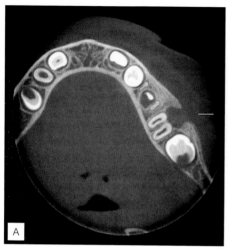
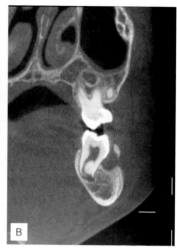

图 7-7　牙旁囊肿

CBCT 轴位（A）和冠状位（B）显示左下颌第一磨牙颊侧透射性病变，
局部颌骨膨隆伴有骨膜反应。

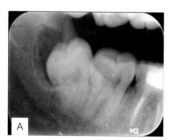
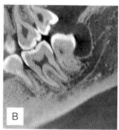
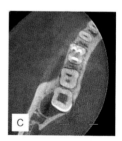

图 7-8　牙旁囊肿

根尖片（A）和 CBCT（B 和 C）显示右下颌第三磨牙牙冠远中透射性影像。

【鉴别诊断】

首先应该与含牙囊肿、根尖周囊肿、发育性根侧囊肿和牙源性角化囊肿鉴别。另外，还需要与朗格汉斯细胞组织细胞增生症鉴别。

五、根侧囊肿

根侧囊肿（lateral periodontal cyst），也称发育性根侧囊肿，是指发生在活髓牙根侧或牙根之间的非炎症性、单房性、牙源性发育性囊肿。当病变呈多房性表现时，又称为葡萄状牙源性囊肿（botryoid odontogenic cyst）。

【临床特点】

1.根侧囊肿好发生于成人，约50%~70%发生于下颌，以尖牙和前磨牙区最多见。

2.临床多无症状，常在X线检查中无意发现。手术刮治后一般无复发倾向。

【影像学要点】

1.部位　下颌骨较上颌骨常见，尖牙与前磨牙区常见。常见于下颌侧切牙至第二前磨牙，典型表现是位于两牙牙根之间（图7-9），也可位于多个活髓牙牙根的颊舌侧面。

2.形态与边界　边界清楚、圆形或卵圆形单房的透射性病变，一般有硬化边缘，病变通常较局限。一般直径小于1.0 cm，圆形或泪滴样。多房性病变称为葡萄状牙源性囊肿。

3.内部结构　X线中表现为低密度透射影像，CT中呈液体密度。无骨性分隔，无残余骨。

4.毗邻结构　病变区牙根尖周骨硬板影像存在，牙可有轻度移位，但不松动。可以出现密质骨变薄或膨隆。

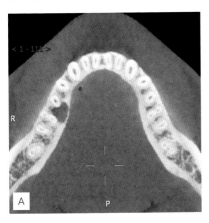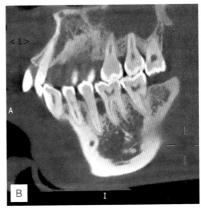

图7-9　根侧囊肿

CBCT示右下颌第二前磨牙与第一磨牙之间低密度囊性病变，
两牙均为健康牙，病变边界清楚。A.轴位；B.矢状位。

【鉴别诊断】

1.骨质疏松性骨髓缺损　实质上是较大的骨髓腔结构。一般无硬化边界，边界为正常骨小梁。随访无变化。

2.单纯性骨囊肿　是一种无上皮衬里的假性囊肿。通常发生在根尖以下区域，可嵌入牙根之间生长。单纯性骨囊肿常累及下颌管。累及下颌管时，神经管出现"截断"征，而不是像其他囊肿或良性肿瘤会压迫神经管移位。

3.牙源性角化囊肿　沿颌骨长轴方向生长，一般体积较大时才被发现。常发生于牙的根端方向，有明显骨硬化边界，易伴发感染。

4.牙根侧根尖周囊肿　是与牙髓腔侧支根管相关的炎症性囊肿，位置可偏颊侧；与发育性根侧囊肿相比，其发生部位更接近于根尖。病变区牙为死髓牙。

六、牙源性角化囊肿

牙源性角化囊肿（odontogenic keratocyst）是一种牙源性囊肿，其特征是具有薄层不全角化的复层鳞状上皮和栅栏状排列的基底细胞。发生于颌骨密质骨外、颌骨周围软组织的牙源性角化囊肿也称为外周型角化囊肿。WHO 2005 年牙源性肿瘤分类中曾将其命名为牙源性角化囊性瘤（keratocystic odontogenic tumour）。

【临床特点】

1.主要沿颌骨长轴方向生长，病变早期无明显症状，但随囊肿逐渐增大渐出现不同程度的颌骨膨胀。

2.较其他牙源性囊肿更易继发感染。

3.治疗以局部刮治为主，但刮治术后复发率较高，部分病例可发生癌变。

4.少数病例可伴发痣样基底细胞癌综合征（nevoid basal cell carcinoma syndrome），又称 Gorlin 综合征、基底细胞痣综合征、颌骨囊肿 - 基底细胞痣 - 肋骨分叉综合征。

【影像学要点】

1.部位　多发生于下颌体、下颌支（图 7-10）和上颌磨牙区

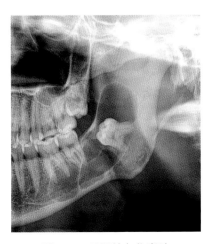

图 7-10 牙源性角化囊肿
曲面体层片（局部）示下颌体和下颌支多房影像，沿颌骨长轴方向发展。

（图 7-11）。可以单发或多发，多发牙源性角化囊肿多与痣样基底细胞癌综合征相关（图 7-12）。

2. 形态与边界 一般边界清楚伴有硬化，以较规则的圆弧形为主要表现，也可呈现切迹样。继发感染时病变的硬化边界可消失。大多数病例中病变有沿颌骨外形生长、颌骨膨隆不明显的特点。

3. 内部结构 内容物囊液较稀薄，呈淡黄色或血性液体，在 CT 中一般表现为液体影像。囊肿内角化物过于致密浓稠时可以表现为高密度影像。内部一般没有骨性分隔或残余骨影像，有时可在病变周边骨壁上观察到成骨现象。

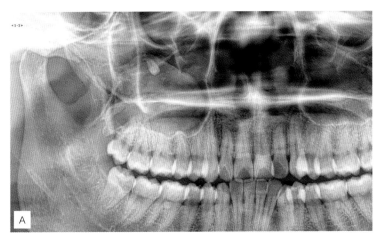

图 7-11 牙源性角化囊肿
右侧上颌窦内单房性囊性病灶，边界清楚伴骨白线，内含多生牙一枚。
A.曲面体层片（局部）；B.螺旋 CT 冠状位；C.螺旋 CT 矢状位。

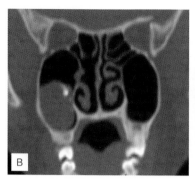
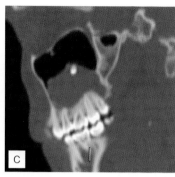

图 7-11　牙源性角化囊肿（续）

4.毗邻结构　囊肿的大小和形态差异较大，因此，导致颌骨破坏的程度也有较大差异。部分病变可以导致严重骨骼变形和破坏。发生在下颌骨的病变可推挤下颌管移位，上颌骨的病变可以侵入上颌窦、鼻腔等。复发性病变可以累及颌骨周围软组织，表现为软组织内囊性肿物影像。

痣样基底细胞癌综合征相关颌骨牙源性角化囊肿常呈多发表现，多与发育中的牙胚相关，大小差别可以较大。部分病例中伴有腭裂或牙槽嵴裂。CT 中可观察到大脑镰和小脑幕钙化（图 7-12），可辅助诊断该综合征。

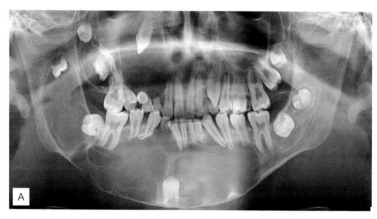

图 7-12　牙源性角化囊肿

A. 曲面体层片示双侧下颌骨及右侧上颌骨内多发囊性病灶，边界清楚伴骨白线；
B. 螺旋 CT 示大脑镰钙化；C. 螺旋 CT 示小脑幕钙化；
D. 螺旋 CT 轴位示下颌骨病变沿颌骨长轴发展，颌骨轻度均匀膨隆；
E. 螺旋 CT 轴位示右上颌骨上颌窦内圆形液体密度囊性占位。

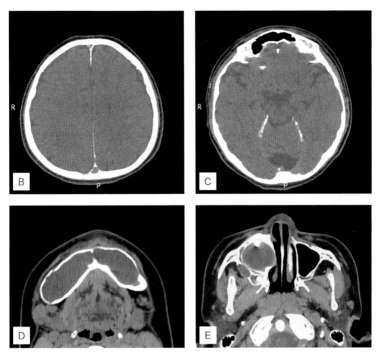

图 7-12　牙源性角化囊肿（续）

【鉴别诊断】

1. 成釉细胞瘤　单囊型成釉细胞瘤可表现类似囊性肿物影像，好发生于下颌升支和体部，病变区颌骨较牙源性角化囊肿膨隆明显。成釉细胞瘤中牙根截根样吸收发生率较高。成釉细胞瘤可呈囊实性表现，其中实性部分可强化明显。

2. 含牙囊肿　含牙囊肿一般病变体积较小，有时也可以体积增大，类似牙源性角化囊肿。含牙囊肿中一般不出现角化物影像。

3. 骨化纤维瘤　牙源性角化囊肿中角化物影像有时密度较高，在软组织窗中易被误认为是钙化或骨化。骨化纤维瘤中的骨化程度有较大差异，有时在影像中完全呈透射影像，类似角化囊肿。

4. 牙源性钙化囊肿　部分牙源性钙化囊肿中出现钙化影像，钙化物密度一般高于角化物密度。

七、牙源性钙化囊肿

牙源性钙化囊肿（calcifying odontogenic cyst）是一种含有类似成釉细胞瘤样上皮和影细胞的牙源性囊性病变。2005 年 WHO 牙源性肿瘤分类中将其命名为牙源性钙化囊性瘤（calcifying cystic odontogenic tumour），2017 年将其命名为牙源性钙化囊肿。

【临床特点】

1. 可以发生于任何年龄，常见于年轻成人，可见外周型。

2. 临床表现无明显特异性。

【影像学要点】

1. 部位　可以发生于阻生牙的牙囊内或不伴有阻生牙（图7-13）。

2. 形状与边界　病变多呈边界清楚并有密质骨白线围绕的圆形或椭圆形透射影像，少数边界不规则且模糊。大部分病变呈单房表现，少数呈多房。病变内通常可见数量不等、大小不同的钙化影像，钙化影像有时沿病变外围分布。当病变内部不含有钙化影像或钙化影像较少时，与含牙囊肿相似。

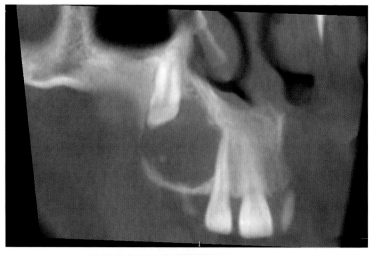

图 7-13　牙源性钙化囊肿

CBCT 图像示上颌尖牙阻生伴冠周囊性肿物影像，内含钙化影像。

3. 内部结构 X 线片对少量的钙化不敏感。CT 对于显示病变内的钙化成分较为敏感（图 7-14）。CT 中囊性牙源性钙化囊肿的内部密度分布均匀，CT 值与水接近；囊性和实性成分相间的牙源性钙化囊肿则密度不均匀，实性部分表现为软组织密度，内含高密度钙化影。

4. 毗邻结构 可致邻牙移位和牙阻生，亦可致颌骨明显膨胀。病变内牙根可有吸收。

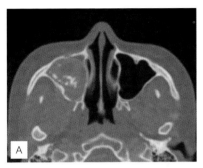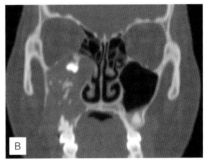

图 7-14　牙源性钙化囊肿
螺旋 CT 骨窗图像示右侧上颌窦内占位病变，边界清楚，内含钙化影像。
A. 轴位；B. 冠状位。

【鉴别诊断】
当 CT 检查发现病变内部含有一定量的钙化影像，同时呈现囊性肿物表现时，应考虑到牙源性钙化囊肿的可能性。当病变不伴有高密度钙化成分时，牙源性钙化囊肿很难与其他颌骨囊肿鉴别。含牙而伴有高密度钙化的牙源性钙化囊肿应与含角化物的牙源性角化囊肿、牙源性钙化上皮瘤、成釉细胞纤维牙瘤、牙源性腺样瘤和骨化性纤维瘤区别。

八、鼻腭管囊肿

鼻腭管囊肿（nasopalatine duct cyst）是最常见的非牙源性上皮性囊肿，来源于鼻腭管内的上皮剩余，又称为切牙管囊肿（incisive duct cyst）。

【临床特点】

1. 可发生于任何年龄，病变早期体积较小时可无明显临床症状，仅在影像学检查时发现。

2. 病变体积较大时可以出现腭前部肿胀或膨隆外突，其特点是通常位于腭中线。

【影像学要点】

1. 部位　病变位于鼻腭管内是诊断鼻腭管囊肿的重要依据（图7-15）。

2. 形态与边界　一般直径大于 1.0 cm，CT 检查可见位于中切牙之间的倒梨形、心形、圆形、椭圆形、卵圆形透射影像。有时压迫上前牙牙根，出现前牙移位。病变可以突入鼻腔或口腔侧，可以导致上颌骨前牙区牙槽嵴唇侧密质骨缺损。鼻腭管直径不超过 6 mm 一般认为是正常界限，当鼻腭管局部增宽超过 6 mm 时应该注意鼻腭管囊肿的可能性。

3. 内部结构　内部成分以液体为主，不强化；病变包膜可轻度强化。由于鼻腭管囊肿以液体成分为主，因此在 MRI 中 T_1 加权像呈低信号，T_2 加权像呈高信号。

4. 毗邻结构　可突入口腔侧或鼻腔侧，导致腭部或鼻腔肿物。可伴有切牙移位。

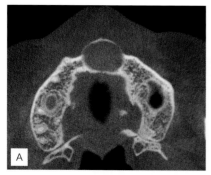
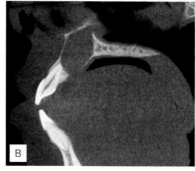

图 7-15　鼻腭管囊肿
CBCT 显示鼻腭管异常增宽，呈圆形膨隆。
A. 轴位；B. 矢状位。

【鉴别诊断】

1. 鼻腭管变异　当切牙孔大于 6 mm 时，在根尖片中可以类似囊肿影像。如果根据临床检查不能确定诊断，CBCT 影像可以基本做出鉴别诊断。直径小于 1.0 cm、连续观察无显著变化时，更倾向于诊断鼻腭管变异。

2. 正中囊肿　现认为正中囊肿是鼻腭管囊肿体积较大时的一种情况。

3. 还需要与发生在上中切牙的根尖周囊肿和上颌前牙区的含牙囊肿鉴别。

九、鼻唇囊肿

鼻唇囊肿（nasolabial cyst）是一种非牙源性、发育性软组织囊肿，位于鼻翼旁上颌牙槽突唇侧，其上皮组织可能来源于发育期球状突、上颌突和侧鼻突融合过程中的上皮剩余。

【临床特点】

1. 表现为单侧鼻翼旁唇部隆起或软组织肿块，体积较大时可引起鼻变形、鼻阻塞等表现。

2. 本病预后良好，手术后少有复发。

【影像学要点】

1. 部位　主要发生于上颌侧切牙与尖牙区唇侧。

2. 形态与边界　多为单囊性、规则的圆形或椭圆形透射影像，边界清楚。

3. 内部结构　囊肿内容物以无强化、均匀的液体密度为主。MRI 中鼻唇囊肿主要表现为 T_1 加权像的中等信号和 T_2 加权像的均匀高信号。

4. 毗邻结构　鼻唇囊肿与其深面牙槽突紧密相贴，可伴有骨质的压迫性凹陷或浅表性吸收，可导致上颌窦前壁压迫。

【鉴别诊断】

1. 鼻腭管囊肿　借助 CT 鉴别两者并不困难。

2. 外周型牙源性肿物或囊肿　外周型牙源性角化囊肿、外周型

131

成釉细胞瘤或外周型钙化囊性瘤等病变可以表现为牙槽突外侧边界清楚的囊性病变，其影像表现可十分类似鼻唇囊肿。

第二节　颌骨良性肿瘤

颌骨肿瘤根据组织来源可分为牙源性和非牙源性两类。非牙源性肿瘤中常见有骨源性、腺源性、神经源性、血管源性、系统疾病相关性和转移性等多种性质肿瘤。了解颌骨肿瘤的组织学来源对于诊断十分必要。牙源性肿瘤的分类主要参考 2005 年 WHO 牙源性肿瘤分类和 2017 年 WHO 牙源性及颌面骨肿瘤分类，颌骨其他性质肿瘤主要参考 2013 年 WHO 骨肿瘤分类。

一、成釉细胞瘤

成釉细胞瘤（ameloblastoma）是一种最常见的颌骨牙源性上皮性良性肿瘤，临床常表现为实性 - 多囊型和单囊型，也可见促结缔组织增生型和外周型。实性 - 多囊型成釉细胞瘤 (solid/multicystic ameloblastoma) 即为传统的成釉细胞瘤或经典骨内型成釉细胞瘤。

【临床特点】

1. 多见于青壮年，平均年龄 40 岁，男、女性发病无明显差异。

2. 下颌骨比上颌骨多见，以下颌体及下颌角部为常见。可导致颌骨的明显膨隆变形，生长具有局部侵袭性，恶变较少见。肿瘤侵犯牙槽突时可出现牙松动、移位或脱落。

3. 实性 - 多囊型和促结缔组织增生型成釉细胞瘤局部刮治术后易复发。

【影像学要点】

1. 部位　好发于下颌骨，又以磨牙区、下颌角和升支最为常见。促结缔组织增生型成釉细胞瘤以上、下颌骨前部为多见，好发于牙槽突。

2. 形状与边界　实性 - 多囊型为多房性（图 7-16）、"皂泡样"外观，边界呈切迹样，有硬化反应。病变的边界随着病变体积的增

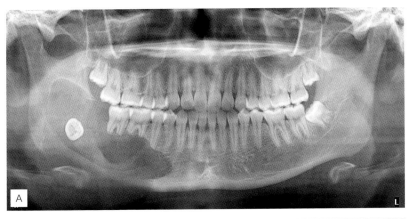

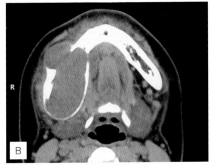 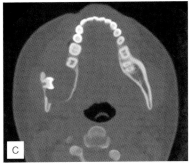

图 7-16 实性-多囊型成釉细胞瘤
A. 曲面体层片示右侧下颌支至下颌体透射性病变，边界清楚，
右下颌第一、二磨牙呈截根样吸收，下颌骨下缘密质骨破坏明显。
B 和 C. 螺旋 CT 示病变区颌骨异常膨隆变形，内含阻生下颌第三磨牙。

大逐渐变菲薄，乃至骨性影像消失，但可保持边界清晰。单囊型成釉细胞瘤多表现为圆形或椭圆形膨胀性病变（图 7-17）。促结缔组织增生型成釉细胞瘤为实性肿瘤，病变常嵌入周围骨小梁内生长（图 7-18），形态不规则，无硬化性边界，有时可以表现为界限不清的病变。肿瘤易突破局部密质骨界限生长进入周围软组织，密质骨边界不连续。

3. 内部结构 大部分实性 - 多囊型成釉细胞瘤内部密度接近于液体密度，部分病例可表现为明显的、可强化的软组织密度。单囊型成釉细胞瘤多表现为液体密度。促结缔组织增生型成釉细胞瘤多

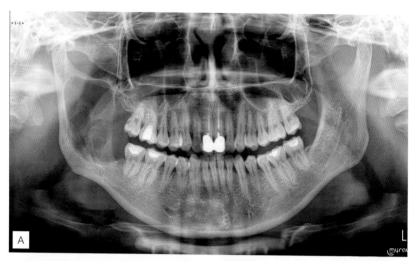

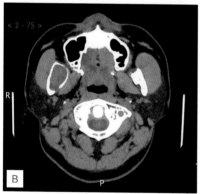
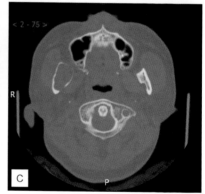

图 7-17 单囊型成釉细胞瘤

A. 曲面体层片示右侧下颌支圆形透射性影像，边界清楚；B 和 C. 螺旋 CT 示病变呈圆形，
颌骨均匀膨隆。

表现为伴有一定程度骨化的软组织密度。

  4. 毗邻结构 下颌角区的病变多与阻生未萌出的第三磨牙有关，
常伴有明显的牙移位。病变常造成病变区已萌出牙的牙根吸收。位
于下颌升支、下颌角和磨牙区的病变常导致下颌管移位。

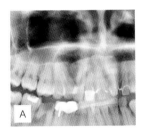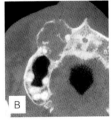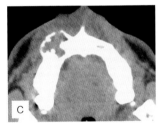

图 7-18　促结缔组织增生型成釉细胞瘤

A.曲面体层片（局部）示右侧上颌尖牙与第一前磨牙之间蜂窝状肿物，牙移位明显。
B.螺旋 CT 骨窗示病变边界欠清，内部可见散在成釉现象。
C.螺旋 CT 软组织窗可见病变大部分为软组织密度。

【鉴别诊断】

主要应与牙源性角化囊肿鉴别。另外，还需要与含牙囊肿、牙源性黏液瘤、中心性巨细胞修复性肉芽肿、动脉瘤样骨囊肿等鉴别。

二、牙源性腺样瘤

【临床特点】

1. 牙源性腺样瘤（adenomatoid odontogenic tumor）多发生于颌骨内，上、下颌骨的发生比例约为 2∶1，上颌骨尖牙区为好发部位。

2. 临床多无明显不适表现，可出现牙松动或疼痛症状。

【影像学要点】

1. 部位　骨内型牙源性腺样瘤可分为滤泡型和滤泡外型。滤泡型内含有阻生恒牙，发生于上颌尖牙区的病例占 40%（图 7-19），发生于下颌尖牙区的病例约占 20%（图 7-20）。约 75% 的牙源性腺样瘤与未萌恒牙有关。滤泡外型病变内不含有阻生恒牙。

2. 形态与边界　通常呈类囊性表现，单房、边界清楚，可见骨硬化边界。下颌骨病变通常直径 2~3 cm，巨大病变较少见。

3. 内部结构　约 60% 的病例中存在散在的雪花样钙化灶（图7-19 和图 7-20）。CBCT 或 CT 骨窗对少量钙化或者程度较低的钙化有

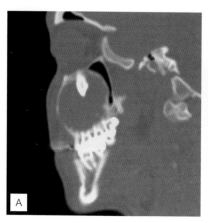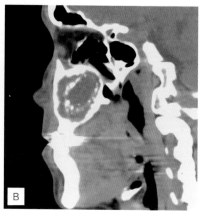

图 7-19 牙源性腺样瘤
螺旋 CT 示上颌尖牙阻生，肿物内可见环形钙化。
A. 骨窗；B. 软组织窗。

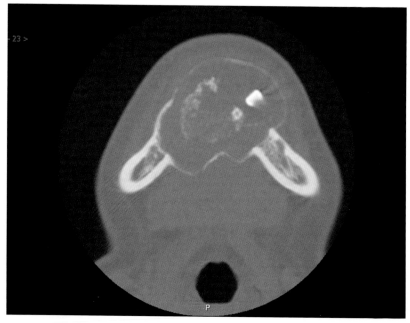

图 7-20 牙源性腺样瘤
螺旋 CT 示下颌骨颏部膨隆变形，内部可见环形钙化和阻生牙影像。

时显示不理想，可于 CT 软组织窗中观察。增强 CT 下病变无强化。

4.毗邻结构 可伴有邻牙牙根吸收。较大体积的病变可导致局部密质骨变薄。

【鉴别诊断】

1.含牙囊肿 骨内型牙源性腺样瘤不含钙化灶时表现与含牙囊肿相似。

2.伴有钙化灶的牙源性腺样瘤应主要与牙源性钙化囊肿、成釉细胞纤维牙瘤等相鉴别。

三、牙瘤

牙瘤（odontoma）是较常见的牙源性肿瘤。牙瘤可以被认为是一种瘤样畸形（错构瘤），而不是真正的肿瘤。牙瘤可以分为两种类型：组合型牙瘤（compound odontoma）和混合型牙瘤（complex odontoma）。组合型牙瘤由多个可分离的不规则牙样结构组成，混合型牙瘤由成簇状的牙釉质和牙本质团块组成。

【临床特点】

1.常见于儿童和青少年，没有明显的性别差异。

2.表现为缓慢生长的无痛性病变，可出现局部膨隆症状，也可在影像检查中无意发现。其完全成熟后会停止生长。

3.大多数牙瘤为单发性病变，大小约为 1~2 cm。少数病例可以为多发病灶或体积巨大。病变区可有牙齿的萌出异常、移位或阻生。

【影像学要点】

1.部位 常发生于承牙区，以上颌前部、下颌磨牙区等部位常见。常与未萌出阻生牙相关，可见病变发生于牙囊之内。

2.形态与边界 大多数较为局限，但巨大型牙瘤也可出现。通常可见不规则的清晰边界，伴有密质骨化的骨白线。

3.内部结构 无论是混合型牙瘤还是组合型牙瘤，通常表现为不均匀的混杂高密度影像。组合型牙瘤由分化较好的微小畸形牙团簇而成（图 7-21）。混合型牙瘤表现分为两种：一种表现为无明显牙结构的致密牙本质样密度团块影像（图 7-22）；一种表现为有不规

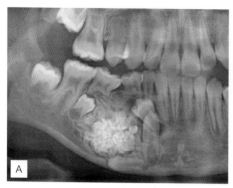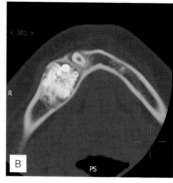

图 7-21 组合型牙瘤

可见右下颌骨多枚恒牙阻生，伴有多数不规则畸形牙样结构。

A. 曲面体层片（局部）；B. 螺旋 CT 轴位。

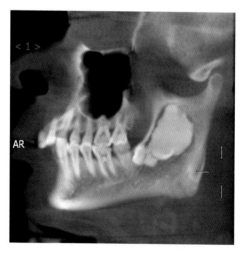

图 7-22 混合型牙瘤

可见下颌支第三磨牙远中呈牙本质密度样肿物，
边界清楚，内部可见少量牙釉质密度影像。

则排列的无结构的牙组织，其中可见牙釉质和牙本质密度影像，中央可见类似牙髓样圆形低密度影像（图 7-23）。

4. 毗邻结构 通常会伴有牙的发育、形态、萌出等异常。体积较大的牙瘤可导致密质骨变形、神经管移位等。

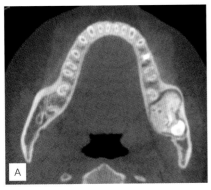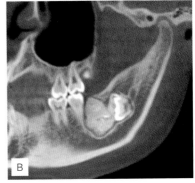

图 7-23 混合型牙瘤

螺旋 CT 示左下颌第三磨牙阻生，其牙囊内含牙本质密度样肿物，
边界清楚，内部可见牙釉质密度影像。

【鉴别诊断】

牙瘤中的牙本质和牙釉质密度高于钙化或骨化的影像密度，因此绝大多数情况下可作为确定性诊断。牙瘤应主要与成釉细胞纤维牙瘤和成釉细胞纤维牙本质瘤等其他含牙体硬组织结构的疾病相鉴别。病变体积较大时应该考虑成釉细胞纤维牙瘤的可能。

根尖周骨结构不良、骨化纤维瘤、牙源性腺样瘤等疾病中虽然经常出现骨化或钙化影像，但其密度通常不及牙本质密度，且这些疾病内部不会出现牙釉质密度。

四、牙源性黏液瘤

牙源性黏液瘤（odontogenic myxoma）是一种来源于牙源性外胚间充质的牙源性肿瘤，其特征是在大量黏液样细胞外基质内含有星形或梭形细胞，也可以出现较多的胶原纤维，称为黏液纤维瘤（myxofibroma）。

【临床特点】

1. 发病年龄广泛，好发于年轻成人，可以发生在颌骨的任何部位，下颌骨较上颌骨多见，常位于下颌前磨牙和磨牙区。

2. 临床症状和体征缺少特异性，可以出现局部膨隆、疼痛、下唇麻木、牙松动移位等表现。

3. 牙源性黏液瘤黏液样或果冻样的肿瘤组织可沿骨小梁间隙生长，无完整包膜，因此保守性刮治术后复发率较高。

【影像学要点】

1. 部位　通常发生于承牙区，以前磨牙和磨牙区为多见（图7-24），较少发生于下颌升支和髁突。

2. 形态与边界　病变的透射影像边界通常呈不规则形态，少有骨白线，病变区域颌骨密质骨可中断、不连续，病变可突入颌骨周围软组织内。牙源性黏液瘤侵蚀骨质结构可特征性出现纤细"火焰状"残余骨结构（图7-25），使病变呈现类似多房样结构（图7-26）。典型的残余骨形成的骨性分隔呈较直、纤细的形态，这种表现在成釉细胞瘤和牙源性角化囊肿中罕见，有助于提示牙源性黏液瘤的诊断。

3. 内部结构　X线检查通常表现为透射性阴影，CT通常表现为接近液体密度。增强CT中病变无明显强化。

4. 毗邻结构　可伴有牙移位或牙根吸收。牙源性黏液瘤一般认为是一种局部侵袭性相对较强的肿瘤，病变易于在牙移位不明显的情况下侵犯牙根间牙槽骨，导致牙槽骨破坏。

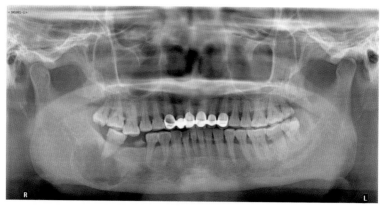

图7-24　牙源性黏液瘤
曲面体层片示右下颌体透射性病变，边界基本清楚，
内部可见"火焰状"骨影像。

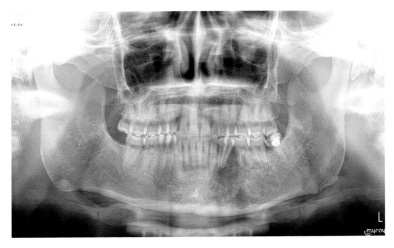

图 7-25　牙源性黏液瘤

曲面体层片示左侧下颌骨肿物，内部可见火焰状骨性分隔影像。

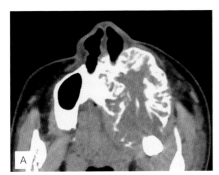
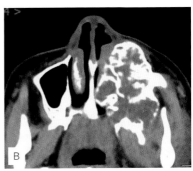

图 7-26　牙源性黏液瘤

螺旋 CT 轴位片示左侧上颌骨巨大肿物，内部可见较多骨性分隔影像。

【鉴别诊断】

1. 成釉细胞瘤　成釉细胞瘤的边界经常呈切迹样表现，X 线中病变表现为"多房"病灶，可类似残余骨隔。促结缔组织增生型成釉细胞瘤中可有较多成骨，类似残余骨影像。成釉细胞瘤中牙根多呈截根样吸收，牙根吸收程度较牙源性黏液瘤重。

2. 颌骨血管畸形　颌骨内高血运动静脉畸形可表现为有明显的下颌管增宽，且其临床表现多不同于牙源性黏液瘤，故不难鉴别。

颌骨内低血运静脉畸形的 X 线表现有时可接近牙源性黏液瘤，也会有较多相接近的残余骨影像，而且骨骼结构破坏较重。在临床表现中，颌骨内静脉畸形更易伴有牙龈出血、红肿等表现。在增强 CT 中颌骨静脉畸形可有渐进性延迟强化的特点。

3. 骨肉瘤　牙源性黏液瘤骨破坏明显，密质骨经常破坏较重，病变可以突破密质骨界限累及周围软组织。牙源性黏液瘤还经常出现垂直于密质骨边界的"火焰"状残余骨性分隔，有时在 X 线检查中可见类似骨肉瘤的"日光放射"状骨膜反应，需要注意鉴别。

4. 颌骨囊肿　牙源性黏液瘤中如果没有出现残余骨影像，则其表现可十分类似囊肿或其他牙源性肿瘤。

五、成牙骨质细胞瘤

成牙骨质细胞瘤（cementoblastoma）是一种以形成牙骨质组织为特征的肿瘤，常与一枚牙根相粘连，也称为真性牙骨质瘤（true cementoma）。

【临床特点】

1. 好发生于年轻患者，男性多见，下颌骨前磨牙或磨牙区常见。

2. 可无明显临床症状，或表现为轻微的颌骨膨隆，或伴疼痛。病变区牙可为活髓牙。

3. 成牙骨质细胞瘤为良性肿瘤，术后较少复发。

【影像学要点】

1. 部位　位于松质骨内，是与牙根相粘连的致密性团块影像（图 7-27）。

2. 形态与边界　病变边界可见低密度透射带，轮廓形态倾向为较规则的圆球形。病变原发部位的牙可以正常萌出并无明显移位，但常见牙根外吸收。

3. 内部结构　由于病变由牙骨质样组织所构成，所以病变影像常见高密度为主的混杂密度，也有病例高密度影像比例较低。

4. 毗邻结构　相邻牙受肿物影响可以移位或萌出受阻。病变体积较大时可推压下颌管移位。

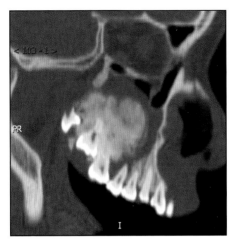

图 7-27 成牙骨质细胞瘤

螺旋 CT 示上颌骨致密团块样肿物，与第一至第三磨牙牙根粘连。

【鉴别诊断】

成牙骨质细胞瘤病变与牙根紧密粘连，需与根尖周骨异常增生相鉴别。成牙骨质细胞瘤中无牙釉质样密度，可与混合型牙瘤或成釉细胞纤维牙瘤等相鉴别。此外，还需要同成骨细胞瘤和骨化纤维瘤相鉴别。成骨细胞瘤亦可与牙根粘连，但病变生长较大，破坏密质骨的侵袭性更强。骨化纤维瘤一般不伴有病变周围的低密度带，故可以鉴别。

六、骨瘤

骨瘤（osteoma）是由分化成熟的骨组织构成的良性肿瘤，常发生于颅颌面部。发生在颌骨的骨瘤根据部位可以分为中心型（central）和周围型（peripheral）两种。根据 2013 年 WHO 骨肿瘤分类，中心型骨瘤也称为骨岛（bone island）或内生骨疣（enostosis），也可称为特发性骨硬化，发生于颌骨中心松质骨内；周围型骨瘤发生于骨膜下，在骨表面形成有蒂或无蒂的局灶性肿物。少数情况下，骨瘤可以发生在软组织内。

【临床特点】

1. 下颌骨比上颌骨常见，多发于髁突、下颌体、下颌角舌侧和下缘、冠突等部位。除颌骨外，额骨、筛骨、蝶骨等也是好发部位。

2. 颌骨与颅骨多发性骨瘤，伴有皮肤表皮样囊肿和多发性肠息肉者称为 Gardner 综合征。

3. 体积较小的骨瘤一般没有明显症状，体积较大时可以伴有骨膨隆、开口功能障碍、咬合紊乱等症状。

【影像学要点】

1. 部位　多发生于颌骨和颅面骨。常见部位包括下颌骨髁突（图 7-28）、冠突（图 7-29）和副鼻窦（图 7-30）等。

2. 形态与边界　体积大小可以从直径数毫米至数厘米不等，较少情况下体积巨大。周围型骨瘤可以有较宽的基底或者以窄蒂附在骨表面（图 7-31）。

3. 内部结构　多表现为均匀或不均匀的致密骨化密度。其骨化密度一般高于骨化纤维瘤和骨纤维异常增殖症。其内部不含有牙本质或牙釉质密度，可以与牙瘤相鉴别。

4. 毗邻结构　中心型骨瘤位于松质骨内，可以包绕牙根，位于

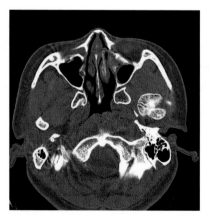

图 7-28　髁突骨瘤

螺旋 CT 骨窗图像示左侧髁突骨性增生物，边界清楚。

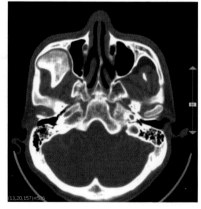

图 7-29　冠突骨瘤

螺旋 CT 骨窗图像示右侧下颌骨冠突骨性增生物，边界清楚。

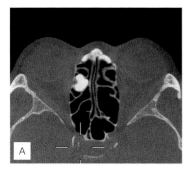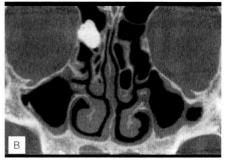

图 7-30 筛窦骨瘤
螺旋 CT 骨窗图像示筛窦骨性增生物，边界清楚。
A. 轴位；B. 冠状位。

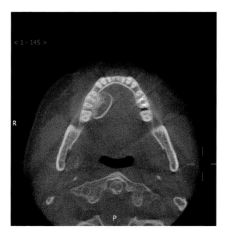

图 7-31 下颌体骨瘤
CBCT 示右侧下颌骨舌侧骨性增生物，边界清楚。

根间骨结构，通常不导致牙移位。中心型骨瘤少数情况下可以导致颌骨明显膨隆变形。

【鉴别诊断】

周围型骨瘤首先应该与下颌骨舌侧隆突、腭隆突等正常解剖变异相鉴别。周围型骨瘤有时需与来源于骨膜的成骨细胞瘤相鉴别，后者骨化程度显著低于骨瘤。中心型骨瘤体积和范围较局限时，应该认为是内生骨疣；当生长体积较大时，应该同骨纤维异常增殖症、持续骨化的骨化纤维瘤等相鉴别。

七、骨化性纤维瘤

骨化性纤维瘤（ossifying fibroma），也称作牙骨质 - 骨化性纤维瘤，是一种常见的颌骨良性肿瘤，由富含细胞的纤维组织和表现多样的矿化组织构成。

2017 年 WHO 分类中将骨化性纤维瘤分为三类，即牙源性骨化性纤维瘤、青少年小梁状骨化性纤维瘤和青少年沙瘤样骨化性纤维瘤，并指出牙源性骨化性纤维瘤也称作牙骨质 - 骨化性纤维瘤。

【临床特点】

1. 一般见于青壮年，青少年小梁状骨化性纤维瘤和青少年沙瘤样骨化性纤维瘤发病年龄较小。

2. 临床呈良性肿瘤表现，缺少特异性。

3. 病变体积大时可引起骨骼膨隆变形、牙移位等表现，一般不出现神经症状。

【影像学要点】

1. 部位　多发生于颌骨和颅面骨。牙源性的牙骨质 - 骨化性纤维瘤发生于上、下颌骨承牙区，下颌较上颌多见。下颌骨的好发部位为磨牙区及前磨牙根端与下颌管之间，上颌骨的好发部位为尖牙窝及颧牙槽嵴。青少年小梁状骨化性纤维瘤好发于上颌骨，极少发生在颌骨以外。青少年沙瘤样骨化性纤维瘤也可以发生于颌骨，但主要发生在颌骨以外的颅面骨中，尤其是眶周和筛窦。骨化性纤维瘤常见为单发病灶，亦可见同时累及上、下颌骨多个部位的多发骨化性纤维瘤。

2. 形态与边界　体积大小差异明显，体积较小者可仅累及 1~2 个牙位，较大者直径可达 10 cm 以上。病变通常为单房，圆形或椭圆形，边界清楚。

3. 内部结构　因为病变内部骨化程度的不同，其对 X 线的阻射程度不同。根据 X 线中反映病变的密度可以分为透射型、混合型和阻射型三种主要类型。CT 可以表现为以透射性低密度为主（图

7-32）、高低密度混杂（图 7-33）或均匀毛玻璃样密度（图 7-34）。最常见高低密度混杂的影像。骨化影像类似棉絮状或者雪片样。当骨化性纤维瘤中的骨化成分较少时，普通 X 线检查常不能显示病变中有高密度影像，而表现为类似囊肿或牙源性角化囊肿等。CT 检查

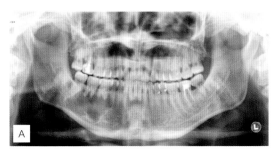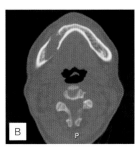

图 7-32　骨化性纤维瘤

曲面体层片（A）示下颌骨低密度病变，螺旋 CT 骨窗图像（B）未见骨化。

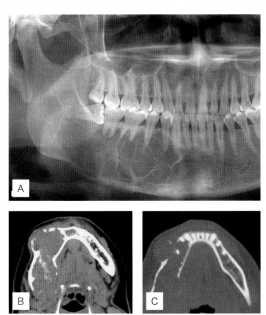

图 7-33　骨化性纤维瘤

曲面体层片 (A) 示病变为多房性混杂密度影像；
螺旋 CT（B 和 C）示下颌骨混杂密度病变，骨化不明显。

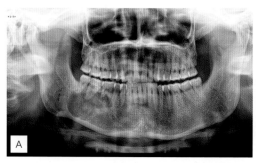
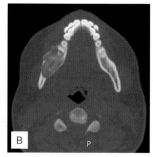

图 7-34　骨化性纤维瘤

曲面体层片（A）示病变为均匀毛玻璃样密度影像，
螺旋 CT（B）示下颌骨均匀骨化密度病变。

则有助于发现少量的骨化影像。

4. 毗邻结构　可导致病变区颌骨膨隆，病变区密质骨可以保持连续完整或变薄。有时伴有明显牙移位，有时牙移位不明显。牙根吸收一般较轻微。上颌骨病变常突入上颌窦内。

【鉴别诊断】

骨化性纤维瘤是常见的具有成骨活性的颌骨良性肿瘤之一，其他具有成骨活性的良性肿瘤还包括骨纤维异常增殖症、促结缔组织增生型成釉细胞瘤、巨大型牙骨质瘤、骨瘤、成骨细胞瘤、促结缔组织增生型纤维瘤等。

第三节　颌骨恶性肿瘤

一、成釉细胞癌

成釉细胞癌（ameloblastic carcinoma）是一种较少见的颌骨恶性肿瘤，有原发性和继发性两种类型。继发性成釉细胞癌由前期已存在的良性成釉细胞瘤发展而来。

【临床特点】

成釉细胞癌临床表现为颌骨膨隆性病变，可伴有牙齿移位、松动，表面黏膜可基本正常。也可以有明显的恶性肿瘤表现，如下唇麻木、张口受限等。

【影像学要点】

1.部位　上、下颌骨均可发生，前磨牙及磨牙区好发。

2.形态与边界　CT中既可以表现为形态规则、边界清晰的病变，类似成釉细胞瘤，也可以表现为形态不规则、边界不清的肿瘤（图7-35）。

3.内部结构　病变以低密度透射性骨质破坏区为主要表现，可见为单囊或多囊。多囊者多见，可呈蜂窝或皂泡状改变（图7-36），钙化影少见，偶可含牙。CT软组织窗中成釉细胞癌多为软组织密度表现，可有强化表现。软组织病变局部突入至颌骨外组织间隙时，

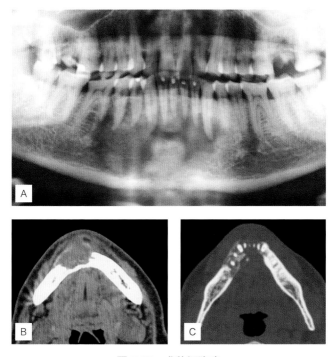

图7-35　成釉细胞癌

曲面体层片局部（A）与螺旋CT示下颌骨颏部肿物，边界不清；平扫CT（B）示为软组织密度，骨窗（C）示病变边界不清，牙槽突侵蚀样破坏。

需要警惕成釉细胞癌的可能性。

4.毗邻结构　牙齿可有明显移位并伴有牙根吸收，或者牙呈悬浮样。病变可穿破颌骨骨皮质侵犯周围组织。上颌骨继发性成釉细胞癌可以累及鼻腔、筛窦、眶、颅底骨等结构（图7-37）。

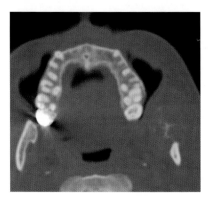 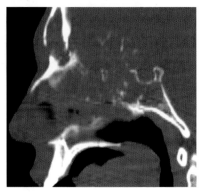

图 7-36　成釉细胞癌
螺旋CT骨窗图像示左侧下颌支多囊性病变。

图 7-37　成釉细胞癌
螺旋CT骨窗图像示上颌骨复发性成釉细胞瘤恶变，累及筛窦、前颅底骨及颅内。

【鉴别诊断】

主要与良性成釉细胞瘤、牙源性角化囊肿、牙源性黏液瘤以及中心性黏液表皮样癌等相鉴别。仅凭影像学表现进行鉴别比较困难，最终诊断需根据组织病理学检查。

二、颌骨原发性骨内癌

根据 2017 年 WHO 头颈肿瘤分类中的定义，原发性骨内癌（primary intraosseous carcinoma）指的是发生于颌骨内部而不能诊断为其他类型癌的情况。原发性骨内癌被认为来源于牙源性上皮，部分病例可来源于牙源性囊肿的上皮或其他良性病变。2005 年 WHO 头颈肿瘤分类中将其命名为颌骨原发性骨内鳞状细胞癌（primary intraosseous squamous cell carcinoma），并将其分为三个类型：骨髓腔内导致骨破坏的实性肿瘤、来源于牙源性囊肿的鳞状细胞癌和牙源性肿瘤相关的鳞状细胞癌。

【临床特点】

1. 40~80 岁男性多见。

2. 颌骨原发性骨内癌早期症状隐匿，直到肿瘤生长至一定范围或累及重要结构时，可以出现疼痛、病理性骨折、感觉异常（如下唇麻木）、淋巴结肿大等症状。

3. 在颌骨原发性骨内癌中，病变表面的口腔黏膜上皮结构可以始终保持正常。来源于牙源性囊肿或肿瘤的鳞状细胞癌的临床表现差异较大，病变可以仅表现为一般良性占位，也可以逐渐发展，出现不同程度的恶性肿瘤表现。

【影像学要点】

1. 部位　多发生于颌骨承牙区，尤其多见于下颌磨牙区。

2. 形态与边界　绝大多数病变的边界不清，仅部分病例可表现为边界清楚的病损。通常为不规则形状，边界呈虫蚀样骨质破坏或不同程度的延伸。

3. 内部结构　颌骨原发性骨内癌的影像特征可以分为两类：一类为骨质溶解破坏型，松质骨溶解破坏，密质骨虫蚀样破坏（图7-38）；另一类则有良性表现（图 7-39），可类似囊肿，单囊或多囊均有可能，为来源于牙源性囊肿或肿瘤的鳞状细胞癌。下颌骨中心性黏液表皮样癌有时不易与良性病变相鉴别。病变内部结构表现为

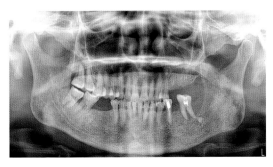

图 7-38　下颌骨中心性癌

曲面体层片示左侧下颌体及下颌支呈广泛侵蚀样骨质破坏。
左侧下颌骨下缘密质骨影像、下颌神经管影像、外斜线影像均消失。

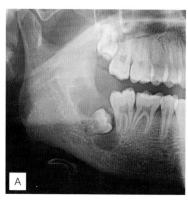
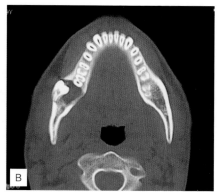

图 7-39　下颌骨黏液表皮样癌

曲面体层片（A）示病变边界较清楚且伴骨白线，CT（B）示病变表现类似囊性肿物。

完全透射影像，骨破坏区中以软组织影像为主，增强 CT 中病变可有明显强化。骨破坏区中很少见有残余骨、成骨或骨膜反应。

4.毗邻结构　病变易于侵蚀周围密质骨板并累及周围软组织。来源于牙源性囊肿或肿瘤的鳞状细胞癌可以表现不同程度的颌骨膨隆、部分边界清楚、牙根吸收或移位等原存病变的特点。病变体积较大时可以引起病理性骨折（图 7-40）。上颌骨鳞癌可导致上颌窦或鼻底的骨质破坏。牙根吸收不常见。由于牙周骨支持组织的破坏，牙齿可表现为悬浮样。颌骨原发性骨内癌易伴有区域淋巴结转移。

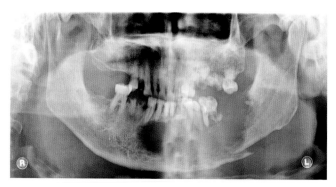

图 7-40　下颌骨中心性癌伴下颌骨病理性骨折

曲面体层片可见左侧下颌体广泛虫蚀样破坏，下颌骨下缘密质骨不连续。

【鉴别诊断】

伴有下唇麻木和下颌骨虫蚀样侵袭性破坏的病例应该考虑诊断颌骨原发性骨内癌。此病需要与转移性肿瘤、多发性骨髓瘤、纤维肉瘤、骨髓炎、淋巴瘤等相鉴别。口腔黏膜的检查非常重要，应注意与口腔黏膜来源的鳞状细胞癌相鉴别。来源于牙源性囊肿或肿瘤的颌骨原发性骨内癌，初期可表现为边界较为平整的透射区，易在术前误诊为颌骨囊肿或良性肿瘤。

三、骨肉瘤

骨肉瘤（osteosarcoma）是最常见的骨源性恶性肿瘤，是一种肿瘤细胞能够形成肿瘤性骨或类骨质的恶性肿瘤。骨肉瘤根据其发生的部位可分为：①中心型，也称髓内型，从松质骨内发生，较多见；②周围型，来源于密质骨表面骨膜或周围结缔组织。根据肿瘤细胞的分化程度分为高度恶性和低度恶性。

【临床特点】

1. 常出现于年轻患者，也可以出现于中老年患者。上、下颌发病率相当，下颌骨更常见于体部后方和升支，上颌骨更常见于牙槽突、硬腭和上颌窦底。

2. 常见临床症状包括肿胀、疼痛、牙移位、牙松动、感觉异常、鼻腔堵塞、下唇麻木等。骨肉瘤是一种高度恶性肿瘤，一般生长迅速，预后较差。

3. 多独立发生，少数病例可继发于头颈部放射性治疗和化学治疗。

【影像学要点】

1. 部位 下颌骨常发生于下颌角、下颌支或下颌体，上颌骨常见于磨牙区牙槽嵴、上颌窦和硬腭。通常病变体积较大，累及2个牙位以上。

2. 形态与边界 形态不规则，边界不清，边界无骨硬化表现。当病变累及骨膜时可以出现骨膜肿瘤性成骨，表现为日光放射状、毛皮竖立状成骨（图7-41），形成Codman三角（图7-42）。高分化骨肉瘤可见层状骨膜成骨（图7-43）。

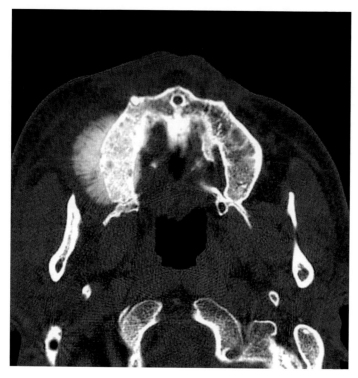

图 7-41　骨肉瘤

螺旋 CT 骨窗示右侧上颌骨日光放射状 Codman 三角。

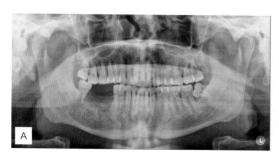
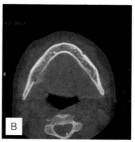

图 7-42　骨肉瘤

曲面体层片（A）示右侧下颌体失去正常骨小梁结构，下颌管管壁破坏；

螺旋 CT 骨窗（B）示右侧下颌骨舌侧 Codman 三角。

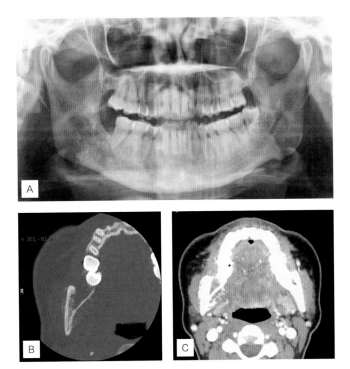

图 7-43　高分化骨肉瘤

曲面体层片（A）示右侧下颌体后部及升支高低密度混杂的混合型骨破坏，下颌骨下缘骨膜成骨。螺旋 CT 骨窗（B）示下颌骨颊舌侧密度较均匀，类似层状成骨；软组织窗（C）可见颌骨周围不规则软组织肿块影像。

3. 内部结构　骨肉瘤的主要影像表现有骨质破坏、肿瘤性骨形成、骨膜反应和软组织肿块，最具有诊断意义的影像表现为伴有明显骨膜成骨（Codman 三角）和肿瘤内成骨的侵袭性骨破坏性病变。

根据肿瘤密度，骨肉瘤可以分为溶骨型、成骨型和混合型。溶骨型表现为形态不规则、边界不清的骨破坏，伴有突破颌骨密质骨边界的软组织肿块。溶骨型缺乏成骨表现时，与其他颌骨恶性肿瘤有相似之处。成骨型可见软组织影像中有成骨表现。在松质骨中的成骨则表现为松质骨密度增高，骨小梁间隙密度增高等。颌骨中以混合型骨肉瘤为多见，多呈现高低密度混杂的混合型影像。肿瘤性骨一般无明显界限、密度不均匀，可呈颗粒样、棉絮样、蜂窝状或束状。

4.毗邻结构　骨肉瘤可导致牙周膜增宽,上颌窦和鼻腔骨壁破坏,下颌管破坏。肿瘤所在区域可有牙移位或脱落,而牙根吸收很少见。颌骨原发性骨肉瘤较少出现颈部淋巴结转移。

【鉴别诊断】

溶骨型骨肉瘤应主要与颌骨中心性癌等恶性肿瘤相鉴别。成骨型骨肉瘤应主要与成骨性恶性肿瘤相鉴别。"日光放射"状或"毛发竖立"样排列的针状成骨虽然对于诊断骨肉瘤具有较好的特异性,但也可见于其他肿瘤,例如软骨肉瘤、尤因肉瘤、转移癌等。骨肉瘤有时也可以出现层状或葱皮样成骨,而这种层状骨膜成骨主要见于颌骨骨髓炎中。

四、软骨肉瘤

软骨肉瘤(chondrosarcoma)是一种伴有透明软骨分化的常见恶性肿瘤。具有典型组织学表现的称为经典型软骨肉瘤(conventional chondrosarcoma),约占全部软骨肉瘤的90%;少见的类型包括去分化软骨肉瘤(dedifferentiated chondrosarcoma)、间叶性软骨肉瘤(mesenchymal chondrosarcoma)、透明细胞软骨肉瘤(clear cell chondrosarcoma)和黏液样软骨肉瘤(myxoid chondrosarcoma)。

软骨肉瘤根据发生的部位可以分为中央型软骨肉瘤和周围型软骨肉瘤。中央型软骨肉瘤发生于骨内,周围型软骨肉瘤发生于骨周围或者软组织内。根据肿瘤的生长过程,软骨肉瘤可以分为原发性和继发性。原发性软骨肉瘤是在骨内一开始就是恶性软骨肉瘤,继发性软骨肉瘤是继发于良性软骨肿瘤的软骨肉瘤。

【临床特点】

1.可发生于任何年龄,多见于成年人。

2.常表现为质地较硬的肿物,病史较长。发生于口腔内的软骨肉瘤表面黏膜常完整,发生于颞下颌关节区的软骨肉瘤可引起开口障碍。

3.主要的临床症状是局部肿胀和疼痛,或缓慢生长的无痛性肿物。累及周围结构后可出现下唇麻木、牙松动、牙痛等症状。

【影像学要点】

1.部位　颌面骨软骨肉瘤约占全身发病部位的10%,上、下颌骨均可见。上颌骨常见于前牙区，下颌骨常见于冠突、髁突以及颏部中线等含有软骨残余的部位。

2. 形态与边界　生长缓慢的肿瘤通常呈圆形、椭圆形或者分叶状，边界清楚，有时有硬化密质骨边界。侵袭性较强的软骨肉瘤边界模糊，呈典型恶性肿瘤表现，还可以出现骨膜成骨，表现为日光放射状或毛皮竖立状。

3. 内部结构　病变内部通常含有不规则钙化影像，常表现为混杂密度，极少表现为完全透射影像。软骨肉瘤中的钙化具有一定特点，有时可以提示诊断。病变中团簇样软骨细胞发生软骨基质钙化，钙化区域散在分布于病变中，呈团块状或斑片样（图 7-44），常形容

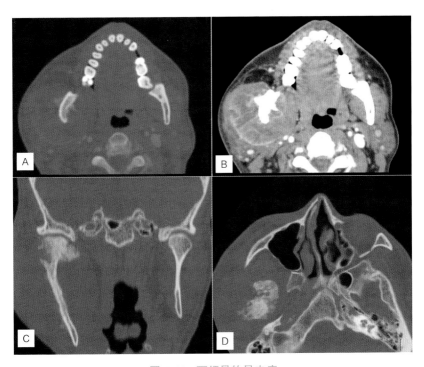

图 7-44　下颌骨软骨肉瘤

螺旋 CT 示下颌升支周围巨大软组织肿物，内部不规则成骨，髁突周围成骨呈棉絮样。
A. 轴位骨窗；B. 轴位软组织窗；C. 冠状位骨窗；D. 轴位骨窗。

为"棉絮样"或"爆米花样"钙化。软骨肉瘤的钙化方式与肿瘤细胞的分化程度有关。分化较好的低度恶性肿瘤细胞接近于软骨细胞，钙化能力较强，表现为软骨内结构清楚的钙化；而分化较差的高度恶性肿瘤细胞向软骨细胞分化的程度较低，因而常有大面积非钙化的肿瘤基质，可含有大量黏液样物质，出现钙化时常表现为无定形、点状、分散或不规则影。

4.毗邻结构　通常导致密质骨边缘膨隆。下颌管可保持密质骨完整。上颌骨病变则可以导致鼻腔和上颌窦膨隆。可出现牙移位、牙根吸收、牙周间隙增宽等表现。牙根吸收常见脱鞘样吸收。

【鉴别诊断】

软骨肉瘤中钙化区域的特点不同于骨肉瘤中肿瘤性骨的影像，但是两者可以有许多其他相似的特点。骨纤维异常增殖症中病变内部的结构特点有时与软骨肉瘤相似，但是骨纤维异常增殖症中的致密影像来源于异常成骨，而软骨肉瘤中钙化影像则来源于软骨钙化。骨纤维异常增殖症中牙移位和牙根吸收少见。软骨肉瘤经常表现为类似良性肿瘤，如骨化纤维瘤，需要注意鉴别。

五、颌骨转移瘤

颌骨转移瘤（metastatic tumors）常见来源于乳腺、肺、肾、甲状腺和前列腺等部位的恶性肿瘤，以腺癌多见。

【临床特点】

1.转移性肿瘤常见于50~70岁人群。

2.常见症状有牙痛，三叉神经区域麻木或感觉异常，病理性骨折或出血。

3.颌骨转移性肿瘤的组织病理表现与原发肿瘤基本一致。

【影像学要点】

1.部位　常发生于下颌骨的后部和髁突。

2.形态与边界　病变边界可以表现有明显的侵袭性，也可以相对较为清楚，但通常没有明显密质骨边界或软组织包膜。病变常不规则，形态多样。

3.内部结构 肿瘤可以表现为单发或多发的骨破坏区，病变内部为残余的骨小梁结构和骨溶解破坏区域（图 7-45）。某些腺癌也可以出现硬化性转移瘤，如前列腺癌或乳腺癌等。肾透明细胞癌转移可表现为富血运肿瘤。

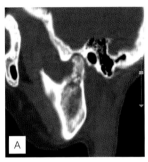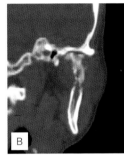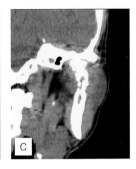

图 7-45 下颌骨髁突转移瘤

螺旋 CT 示下颌骨髁突骨质破坏，髁突周围见软组织肿块。

A.矢状位骨窗；B.冠状位骨窗；C.冠状位软组织窗。

4.毗邻结构 一般并不导致密质骨膨隆变薄、下颌管移位等压迫性变化，病变可直接侵蚀性破坏骨结构。

【鉴别诊断】

在原发性疾病病史明确的情况下，转移瘤的诊断并不困难。多发性骨髓瘤易与转移瘤相混淆，但是多发性骨髓瘤的边界较清楚。转移瘤可能发生于牙周间隙、根尖区或者发育的牙乳头中，这些情况下的表现可以类似于牙周炎或根尖周炎。根尖周炎导致的根周膜增宽常发生于牙周间隙的最宽处，并且以根尖为中心；而转移瘤所导致的根周膜增宽常为不规则，并沿牙根发展。牙源性囊肿继发感染时，其边界不清也可以表现为类似转移瘤。

第四节 颌骨瘤样病变

一、骨纤维异常增殖症

骨纤维异常增殖症，也称骨纤维性结构不良（fibrous dysplasia），是一种在骨发育或改建过程中发生的松质骨和密质骨被异常纤维状编织骨所取代的疾病。

【临床特点】

1. 常发病于儿童和青少年。

2. 病变常引起颌骨膨隆变形为其主要临床表现，无疼痛等感觉异常。病变随生长发育进展缓慢，青春期以后可停止生长。

3. 常见有三种临床类型：单骨型（monostotic）、多骨型（polyostotic）和综合征型。单骨型是最常见的类型，约占75%，常累及下颌骨、上颌骨、颧骨等，以下颌体、上颌骨前磨牙和磨牙区以及颧骨体部最为常见。多骨型累及两个以上的骨骼结构，可以同时累及颅骨、颌骨、面骨、肋骨、长骨或骨盆。颅面部多骨型骨纤维性结构不良常累及额骨、蝶骨、筛骨、颞骨、枕骨等，可仅累及一侧，也可双侧对称或不对称性发生。颅面部多骨型并不一定伴有综合征表现。McCune-Albright综合征还包括皮肤色素沉着、内分泌异常（垂体功能亢进引起的巨人症和肢端肥大症，甲状腺功能亢进，甲状旁腺功能亢进等）、性早熟等。Jaffe-Lichtenstein综合征指的是多骨型骨纤维性结构不良伴皮肤改变，但不伴有内分泌异常的情况。

【影像学要点】

1. 部位 可以发生于颌骨的任何部位，同时也可以累及其他颅面骨。上颌骨易和其毗邻的颧骨、蝶骨、筛骨等同时受累。

2. 形态与边界 单骨型可明显局限于正常骨边界（图7-46），而多骨型常累及互相毗邻的骨骼（图7-47）。受累骨整体或局部较均匀膨隆变形，与骨化纤维瘤不同，后者受累骨骼膨隆多有沿原骨骼形态随形膨隆的特点。病变一般界限不清。当病变没有累及骨骼的整体时，病变部分与正常骨之间呈渐进式过渡；当单骨型病变累及骨

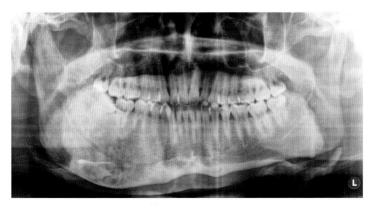

图 7-46　单骨型骨纤维异常增殖症

曲面体层片示右侧下颌骨均匀膨大，呈毛玻璃样密度，病变区牙移位不明显，
病变区牙周骨硬板影像消失。

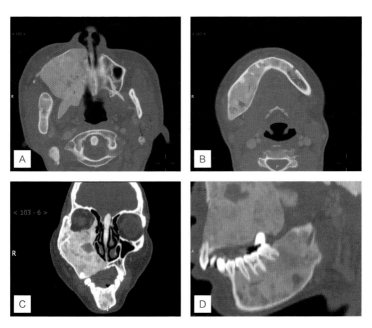

图 7-47　多骨型骨纤维异常增殖症

螺旋 CT 可见右侧下颌骨、上颌骨多个骨骼同时受累，受累骨膨隆变形，内部为毛玻璃样
骨密度。A. 上颌骨轴位骨窗；B. 下颌骨轴位骨窗；C. 冠状位骨窗；D. 矢状位骨窗。

骼整体时，病变止于与毗邻骨相接骨缝。

3. **内部结构** 病变密度取决于病变内纤维组织与骨组织的相对比例。以纤维组织为主者，病灶内密度较低，可类似骨囊肿；骨化、钙化较明显的部分可以表现为高密度病灶；高低密度区域经常混杂出现。而最常见的密度是毛玻璃样均匀钙化影像，其病理基础是纤维组织背景下均匀分布的骨小梁结构。

4. **毗邻结构** 病变累及密质骨时，密质骨变薄或消失（图 7-48）。发生在承牙区的病变通常不导致牙齿萌出异常、牙根吸收或牙移位；牙槽嵴受累时，牙周骨硬板影像消失但牙周间隙存在；发生在神经管走行区域的病变，下颌管和眶下神经管位于病变内部，是识别骨纤维异常增殖症的重要依据之一（图 7-48）。有时发生在眶底的骨纤维异常增殖症可以伴有眶下神经管移位。

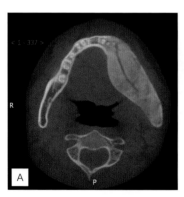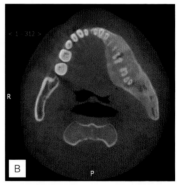

图 7-48 骨纤维异常增殖症
螺旋 CT 影像的典型表现，包括膨隆变形，密质骨变薄、消失，
神经管壁影像消失，牙列无明显移位，牙周骨硬板消失。
A 和 B. 下颌骨不同层面的轴位骨窗。

【鉴别诊断】

1. **骨化纤维瘤** 骨纤维异常增殖症最主要的鉴别诊断是骨化纤维瘤。骨化纤维瘤与骨纤维异常增殖症的病变密度较为相似，但一般表现为病变边界清楚，病变形态更接近于球形。

2. **慢性硬化性骨髓炎** 慢性硬化性骨髓炎呈慢性炎症病程，反复肿胀伴疼痛等特点与纤维性结构不良不同。慢性硬化性骨髓炎的影像中可以观察到残存的密质骨轮廓、葱皮层状骨膜成骨，这些表现与骨纤维性结构不良不同。

二、牙骨质-骨结构不良

牙骨质-骨结构不良（cemento-osseous dysplasia）是指颌骨承牙区根尖周区域的正常骨组织被纤维组织和化生性骨取代，又称为骨异常增生、骨结构不良（osseous dysplasia）、根尖周牙骨质结构不良（periapical cemental dysplasia）、根尖周牙骨质瘤（periapical cementoma）。

根据 2005 年 WHO 头颈肿瘤分类，牙骨质-骨结构不良有三种主要类型。①局灶型骨结构不良（focal osseous dysplasia）：仅累及少数牙。②繁茂型骨结构不良（florid osseous dysplasia）：可弥漫发生于双侧上、下颌骨多个牙位，甚至可以累及颌骨四个象限的全部恒牙。③巨大牙骨质瘤（gigantiform cementoma）：是一种可导致明显的颌骨膨隆变形的情况。巨大牙骨质瘤有时伴有明显家族史，则称为家族性巨大牙骨质瘤（familial gigantiform cementoma），为常染色体显性遗传病。

2017 年 WHO 头颈肿瘤分类中将牙骨质-骨结构不良分为三个类型：①发生在下颌前牙区多个牙根尖周；②发生于单个牙根尖周；③繁茂型累及多个部位或象限。将家族性巨大牙骨质瘤作为一种单独类型的骨纤维性病变。

【临床特点】

1. 除巨大牙骨质瘤外，颌骨膨隆不是牙骨质-骨结构不良的常见表现。一般患者无自觉症状，通常在 X 线检查时偶然发现。

2. 在病灶相关牙拔除后，可出现拔牙创不愈合以及继发骨髓炎，常因病变继发感染或拔牙创不愈合而就诊。

3. 为良性病变，极少数情况下可发生恶变。

【影像学要点】

1. 部位　局灶型牙骨质-骨结构不良多见于下颌前牙的根尖周

围（图 7-49）。病变与根尖之间有低密度带分隔。繁茂型牙骨质 - 骨结构不良可发生于多个象限或上、下颌四个象限同时受累（图 7-50），累及单颌者以下颌多见，具有对称性发病特点，可四个象限每个牙根尖周围均有病变。

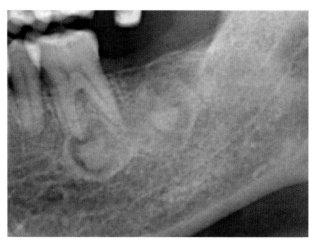

图 7-49　局灶型牙骨质 - 骨结构不良
曲面体层片（局部）示左下第一磨牙根尖致密骨性团块影像，
边界见低密度带。左下第二磨牙缺失，缺牙区牙槽嵴内可见致密团块影像，
周围可见低密度带，也应该考虑为牙骨质 - 骨结构不良。

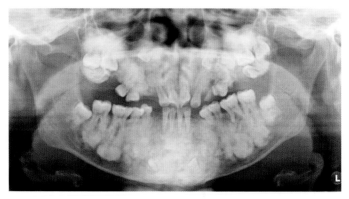

图 7-50　繁茂型牙骨质 - 骨结构不良
曲面体层片示四个象限颌骨根尖周围均见致密骨性团块影像。

2.形态与边界 巨大牙骨质瘤除上述影像特点外，应伴有明显的颌骨膨隆变形（图 7-51）。

3.内部结构 根尖周病变呈圆形，边界清楚，一般较小，通常直径不超过 1 cm。病变可表现为完全透射影像、阻射影像或混杂影像。病变继发感染后，致密骨性团块周围低密度条带增宽。

4.毗邻结构 局灶型牙骨质 - 骨结构不良一般不累及密质骨，病变区颌骨一般不膨隆变形，亦不导致牙根吸收。巨大牙骨质瘤可导致颌骨膨隆、密质骨变薄及神经管移位等。

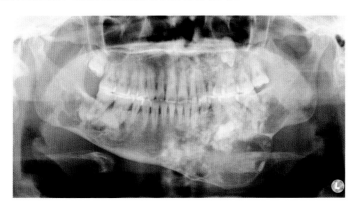

图 7-51 巨大牙骨质瘤（牙骨质 - 骨结构不良）
曲面体层片示左上颌骨及双侧下颌骨多发致密骨性团块影像，
左侧下颌骨膨隆变形明显。

【鉴别诊断】

1.根尖周肉芽肿 牙骨质 - 骨结构不良呈现完全透射影像时，与慢性根尖周炎非常相似，但根尖周肉芽肿受累牙多为死髓牙。

2.特发性骨硬化 骨髓腔内特发性骨硬化有时可包绕牙根，其与牙根的位置关系有时非常类似牙骨质 – 骨结构不良。特发性骨硬化的骨化密度一般较均匀，与周围正常松质骨和牙根之间没有低密度分隔带。

3.良性成牙骨质细胞瘤 表现为根尖周圆形或不规则致密团块与牙根紧密相连，好发于前磨牙和磨牙区。常因继发感染而有肿痛病史。

三、巨颌症

巨颌症（cherubism）是一种良性自限性病变，也称家族性巨颌症（familial cherubism）、家族性颌骨多囊性病（familial multilocular cystic lesions of jaws）。

【临床特点】

1. 常见于儿童，约80%的病例有家族遗传倾向，是一种常染色体显性遗传病。

2. 患者幼年时即可出现临床表现，可造成双侧颌骨增大，出现一种"天使"样面容，单侧发病者较罕见。下颌骨常先被侵犯。典型者为无痛性、对称性颌骨膨隆，触诊多为结节状骨性硬度，无触痛，黏膜色泽正常。

3. 巨颌症病变由巨细胞肉芽肿样组织组成，并不形成骨基质，可随年龄增长而消退。

【影像学要点】

1. 部位　多为颌骨双侧对称性病变，常发生于颌骨后部，出现颌骨明显膨胀变形（图7-52）。下颌常发生于下颌角、升支及磨牙后区；上颌病变易先发生于上颌结节，后累及眶下区或上颌骨前部。

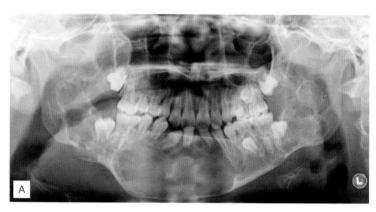

图 7-52　巨颌症

双侧下颌骨及右侧上颌骨病变，下颌骨颊部膨隆明显，病变常表现为多房性软组织密度影像。A. 曲面体层片；B. 螺旋CT轴位骨窗；C. 螺旋CT轴位软组织窗。

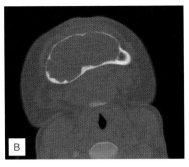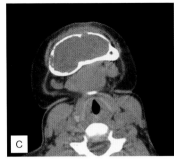

图 7-52　巨颌症（续）

下颌病变从牙槽突及升支前缘开始，髁突通常不被侵犯。严重病例整个下颌骨或上、下颌骨均被侵犯。单独发生于下颌前部者少见。

2. 形态与边界　病变范围可差异较大，可无明显颌骨膨隆或引起严重颌骨变形。病变边界清楚或为致密弧形边缘，随年龄增长，弧形边缘增宽且更致密。CT 可显示病变中的骨性分隔和密质骨变薄等，通常没有骨膜反应或软组织受累。

3. 内部结构　病变区为大小不同的多房样影像，分隔多呈粗糙、硬化的弧形或直线形。随年龄增长，其囊状低密度影像组织逐渐被玻璃粉样骨组织代替。

4. 毗邻结构　病变区牙可有移位、阻生、缺失、根弯曲及根吸收等。下颌管受累时移位明显。

【鉴别诊断】

巨颌症的影像表现具有一定的特异性，根据临床和影像学表现一般初步诊断并不困难。尤其在儿童颌骨中发现对称性多房性低密度病变时，需考虑巨颌症的可能性。其他的一些变异类型在临床中需要与骨纤维异常增殖症等相鉴别，在病理中需要与其他富含巨细胞的病变相鉴别。

四、颌骨中心性巨细胞病变

颌骨中心性巨细胞病变（central giant cell lesion）是一种局限性的良性病变，有时具有侵袭性骨破坏性病变，骨组织被增生的纤维组织取代，其中伴有出血、含铁血黄素沉积、破骨细胞样巨细胞的反应性成骨。曾用名词包括颌骨中心性巨细胞肉芽肿（central giant cell granuloma）、巨细胞修复性肉芽肿（giant cell reparative granuloma）。2005 年 WHO 分类将其命名为颌骨中心性巨细胞病变。本病同骨巨细胞瘤的关系并不很明确。目前，国外有些学者认为两者统称为颌骨巨细胞病变更为合适。

【临床特点】

1. 多见于 30 岁以下青年人。常发生于下颌牙列区。

2. 病变增长缓慢，颌骨膨隆，牙松动、移位。通常患者无自觉不适。

3. 病因不清，一些学者认为其可能是对颌骨内某种不明刺激的反应。该病损多呈局限性，但偶有侵袭性。

【影像学要点】

1. 部位　病变多见于下颌体。

2. 形态与边界　病变呈边界清楚的密度减低区，病变边界可模糊或有密质骨边界，多呈类圆形改变，少数可表现为不规则形态（图 7-53）。

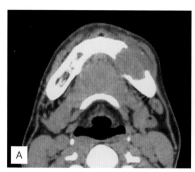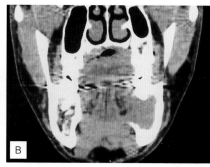

图 7-53　下颌骨中心性巨细胞病变
螺旋 CT 示左下颌体局限性骨破坏。
A. 轴位；B. 冠状位；C. 矢状位。

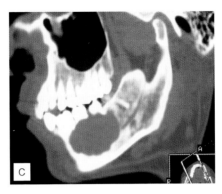

图 7-53 下颌骨中心性巨细胞病变（续）

3.内部结构 病变内部为软组织密度，呈低密度 X 线透射改变。平扫 CT 上，病变为软组织密度表现。部分病变内可见细小的颗粒样钙化。增强 CT 上，病变可呈中等强化，有时可有少量骨性分隔。

4.毗邻结构 病变较大时颌骨破坏明显，颊舌侧密质骨不连续，可伴有牙移位和牙根吸收。

【鉴别诊断】

应与成釉细胞瘤、牙源性黏液瘤和动脉瘤样骨囊肿等区别。此外，应与棕色瘤鉴别。

棕色瘤也是一种含有巨细胞的病变，因甲状旁腺功能亢进所导致，在影像学和组织病理学上也常与颌骨中心性巨细胞病变相似。甲状旁腺素水平的检测有助于区别两者。此外，与颌骨中心性巨细胞病变相比，棕色瘤多见于年长者，且病变常以多发为特点。

五、单纯性骨囊肿

单纯性骨囊肿（simple bone cyst）是骨内假囊肿性质的病变，囊内充满浆液或含血性液体，无上皮囊壁衬里。同义名包括孤立性骨囊肿（solitary bone cyst）、创伤性骨囊肿（traumatic bone cyst）、出血性骨囊肿（haemorrhagic bone cyst）等。

【临床特点】

1. 好发于青少年，较多病例为在影像学检查中意外发现，如正畸前检查发现。

2. 常无明显疼痛、麻木、牙移位等临床症状。

3. 几乎全部发生于下颌骨，可见于颏部、体部或升支。以单发病变较多。上颌骨病例罕见。颌骨膨隆变形程度较轻。

【影像学要点】

1. 部位　几乎全部发生于下颌骨，可以发生在下颌骨的任何部位，最常见的是颏部、体部和升支（图 7-54）。上颌骨罕见。

2. 形态与边界　病变直径通常 1.0 cm 以上，以单发、单房性病变为主要表现，无硬化边界，无骨白线，边界常为骨小梁结构断面。此断面虽然并不完全连续光滑，但不同于恶性病变的虫蚀样表现。

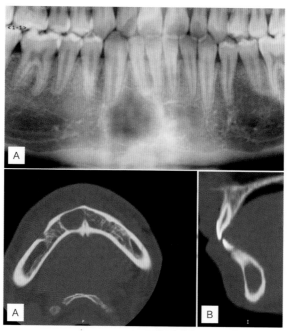

图 7-54　单纯性骨囊肿

下颌骨颏部一单房性病变，无完整的骨白线，无颌骨膨隆变形。
A. 曲面体层片（局部）；B. 螺旋 CT 轴位；C. 螺旋 CT 矢状位。

3.内部结构 X线表现为低密度透射影像，内部可见残余骨小梁。CT可见内部主要为液体密度。较少的情况下可观察到单纯性骨囊肿伴有明显成骨表现，提示无症状的单纯性骨囊肿可能通过内部再成骨的过程自愈。

4.毗邻结构 病变体积较大时可导致密质骨轻度膨隆变形、变薄，但保持其连续性。可沿牙间牙槽骨累及牙槽突，但并不导致明显的牙移位或牙根吸收。病变较小时可不累及根尖周组织。病变累及下颌管走行区域的骨质结构时，下颌管移位不明显。下颌管在病变区并不移位，而是漂浮于骨腔内，神经管骨壁可被吸收或残留有余迹，因此，可表现出下颌管的"截断"征。

【鉴别诊断】

正畸前检查发现无症状的、颏部或下颌体局限性无明显骨白线的低密度类囊性病变时，应考虑到单纯性骨囊肿的可能。对于体积较大的下颌体或升支病变，若病变有骨小梁边界，病变内残余骨小梁结构，神经管走行于病变内部，有神经管截断征，需考虑单纯性骨囊肿的可能性。临床中需与以下疾病相鉴别：

1.局限性骨髓缺乏症 其实质为较大的骨髓腔间隙，当体积较大时类似单纯性骨囊肿。在中老年女性骨质疏松症患者中较为常见。

2.恶性病变 发生在下颌体的单纯性骨囊肿累及下颌管时，出现明显的神经管截断征，易误以为是发展较迅速的恶性肿瘤破坏所致，需结合临床表现进行鉴别。恶性肿瘤累及下颌管时，多伴有下唇麻木等感觉异常。

3.还需要与牙源性角化囊肿等鉴别。

六、动脉瘤样骨囊肿

动脉瘤样骨囊肿（aneurysmal bone cyst）是一种非牙源性、骨相关性病变，是由充满血液的囊腔所形成的膨胀性良性病变，可以为原发性，也可以继发于其他肿瘤。动脉瘤样骨囊肿的病因机制不清，一般认为是一种反应性病变。某些原发于骨的先存病变可能引起血管畸形或局部血流动力学变化，继而发生囊肿性改变。

【临床特点】

1.一般发生在 30 岁以前,主要发生于长骨和脊柱。

2.由于病变内可有新鲜出血,临床上常有短期内病变体积增加较快的特点,骨破坏较重。一般表现为局部骨膨隆,可伴有疼痛或肿胀,多不伴有明显的功能障碍或麻木感。

3.颌骨原发性动脉瘤样骨囊肿以下颌骨后部(升支和髁突)为常见部位,继发性动脉瘤样骨囊肿可继发于骨纤维异常增殖症、骨化纤维瘤、中心性巨细胞病变、纤维肉瘤或骨肉瘤等原发肿瘤。

【影像学要点】

1.部位 下颌骨较上颌骨多见,以下颌骨磨牙区、升支和髁突为多见(图 7-55)。

2.形态与边界 大小不一,体积较大的病变直径可达 10 cm 以上,可伴有较严重的骨破坏。一般形态为多房性,呈肥皂泡样形态融合的多个圆形、椭圆形病变,单房性病变见于体积较小者。X 线表现为骨膨隆性改变,似骨囊肿,有时可见骨性分隔。CT 可见病变虽导致密质骨膨隆明显,但边界清楚,不侵犯周围软组织,增强后可以清楚显示病变内部的残余骨隔、软组织分隔以及周围边界。

3.内部结构 内容物为液体密度或轻度强化的软组织密度,二者之间可见液平为提示动脉瘤样骨囊肿较可靠的诊断依据。变换体

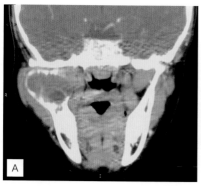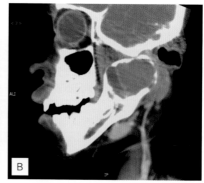

图 7-55 下颌骨髁突动脉瘤样骨囊肿

髁突膨隆变形,内部呈多房性软组织影像。A. 螺旋 CT 冠状位;B. 矢状位。

位扫描时液 - 液平面随体位翻转，说明轻度强化的软组织密度并不是实性瘤体，而代表了血液中沉积的部分。但并非所有病例中均可出现典型的液平现象，与囊腔内血性成分的变化有关。

4. 毗邻结构　下颌体发生动脉瘤样骨囊肿时，下颌管可以走行于病变之中。

【鉴别诊断】

应主要与成釉细胞瘤、牙源性角化囊肿等常见的囊性病变相鉴别。体积较大的病变在 X 线中经常表现为密质骨不连续，易诊断为恶性肿瘤，需要与尤因肉瘤等相鉴别。中心性巨细胞病变和骨巨细胞瘤等基本表现为中等强化的骨内软组织占位，囊性成分较少。

七、颌骨中央性血管畸形

颌骨中央性血管畸形（central vascular malformation of jaws）是先天性良性脉管病变，并非真性肿瘤。颌面部软组织血管畸形较多见，而发生于颌骨内者较少见。颌骨中央性血管畸形有高血运的动静脉畸形和低血运的静脉畸形两种。"颌骨中心性血管瘤"一词也被用来特指颌骨中央性高血运动静脉畸形。

【临床特点】

1. 主要的临床特点是牙龈沟频繁出现难以控制的自发性大量出血，甚至可危及生命。

2. 有的病例可有搏动震颤感，听诊有吹风样杂音。颌骨静脉畸形临床表现多样，可以没有明显出血倾向。

【影像学要点】

1. 部位　发生于下颌骨时常累及升支和体部，发生于上颌骨时常累及上颌窦。

2. 形态与边界　病变多形态不规则，无清楚边界，伴有颌骨不同程度的膨隆变形，可伴有颌周软组织或其他结构受累。

3. 内部结构　颌骨中央性动静脉畸形在增强 CT 动脉期表现为颌骨内和颌骨周围软组织中出现较大范围明显迂曲变形的血管团影像（图 7-56）。CT 骨窗或 X 线中表现为蜂窝状或大小不等的囊腔状

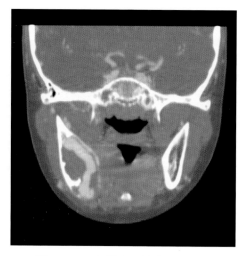

图 7-56　下颌骨中心性动静脉畸形
增强 CT 可见颌骨内部迂曲的血管影像。

低密度影像，边界通常不清。颌骨可明显膨大或无明显增大。有的病例可见下颌孔、颏孔明显增大，下颌管迂曲扩张。颌骨中央性静脉畸形的 CT 表现较多样，主要与病变范围大小相关。范围较局限的颌骨静脉畸形可仅表现蜂窝状骨结构异常区，可突出于骨表面。对于体积较大的颌骨静脉畸形，增强 CT 可帮助诊断。增强 CT 动脉期，病变没有明显强化的血管影像，而表现为蜂窝状或多房性的骨腔，为异常静脉窦腔，延迟期可见血管窦腔内强化影像。

4. 毗邻结构　常伴有颌周软组织或其他结构受累。常出现牙移位、松动等。

【鉴别诊断】

1. 成釉细胞瘤　有些局限性的颌骨血管畸形可以出现类似成釉细胞瘤中的蜂窝样表现。成釉细胞瘤一般表现为乏血运病变，增强 CT 中病变可以为囊实性或完全囊性，仅实性部分有轻中度强化。

2. 淋巴瘤　颌骨淋巴瘤可以沿下颌管发展，导致下颌管增宽或破坏，可以类似下颌骨中央性动静脉畸形中的下颌管改变。淋巴瘤临床表现多样，常有局部或弥漫性肿胀。

第五节 血液系统疾病累及颌骨

一、白血病

白血病（leukemia）是血液干细胞来源的恶性肿瘤。这些恶性细胞占据骨髓腔并进入外周血中。白血病可以分为急性和慢性白血病，并可根据肿瘤细胞类型进一步分类。

【临床特点】

1. 慢性白血病患者可以没有明显症状或不适主诉，罕有影像学表现。

2. 急性白血病患者通常感觉虚弱以及骨疼痛，面色苍白，有自发性出血、肝脾大、淋巴结肿大以及发热。

3. 患者可以没有口腔症状，也可以出现牙齿松动、瘀斑、溃疡以及牙龈肿大等症状。

【影像学要点】

1. 部位 白血病是一种累及骨髓组织的全身性疾病。累及颌骨时，病变常发生于发育中的牙胚中（图7-57）。通常白血病可以累及

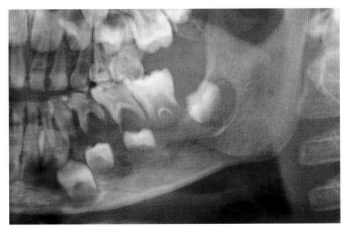

图 7-57 白血病累及下颌骨

曲面体层片（局部）可见下颌骨第三磨牙牙胚骨硬板消失，牙囊影像增大；
下颌骨磨牙区牙槽突吸收破坏。

牙齿的根尖区，表现类似根尖周病变。

2. 形态与边界　白血病是一种系统性恶性肿瘤，因此，其影像学表现可以为双侧发生的边界不清的片样 X 线透射影像。治疗不及时的情况下，这些 X 线透射影像可以相互融合成为较大病变，而病变周围骨结构表现为骨密度减低。

3. 内部结构　白血病累及颌骨时，病变内部为片样低密度区，并且颌骨骨密度普遍降低。病变内部可有颗粒样骨。

4. 毗邻结构　白血病不会导致颌骨膨隆，偶尔可以见到有单层的骨膜反应性增生，而在慢性白血病中这种情况较少见。发育中的牙胚可以表现为超出牙齿正常萌出的殆向移位。发育中的牙齿可以有明显移位。这些变化可能导致牙齿丧失。牙周骨硬板以及牙滤泡密质骨边界可以变得模糊不清。如果病变累及牙周组织，牙槽嵴顶可以丧失。

【鉴别诊断】

通常在出现口腔影像表现之前，患者已经有明确的白血病诊断。出现口腔影像表现可以作为治疗后复发的表征。通常淋巴瘤或神经母细胞瘤可以有类似白血病的表现。出现颌骨骨密度普遍减低时，需与代谢性疾病相鉴别。通过血液学检查可以鉴别诊断。病变区牙根尖可以出现类似根尖病变样表现，需根据牙齿临床检查的情况进行鉴别诊断。

二、淋巴瘤

淋巴瘤（lymphoma）是一组起源于淋巴细胞、主要发生于淋巴结及其他淋巴组织的血液系统恶性肿瘤，其种类繁多，且形态、生物学行为及临床病理特征等方面多具异质性。

【临床特点】

1. 非霍奇金淋巴瘤可以发生于任何年龄段。约 20% 头颈部的淋巴瘤发生于淋巴结外。

2. 非霍奇金淋巴瘤可以原发于或继发累及下颌骨、上颌窦、腭、扁桃体以及其他骨骼等结构。

3.患者可感觉不适、夜间盗汗、瘙痒以及体重下降。病变位于下颌骨时，患者可以出现无痛性肿胀、淋巴结肿大以及神经感觉功能异常。病变可以引起疼痛或溃疡。病变区牙齿可以高度松动，牙周支持骨组织丧失。

【影像学特点】

1.部位　绝大多数头颈部非霍奇金淋巴瘤发生于淋巴结内。淋巴结外病变常累及上颌窦及上、下颌骨的后部。

2.形态与边界　绝大多数非霍奇金淋巴瘤最初沿颌骨的外形和边界生长，如果治疗不及时，可能导致表面密质骨破坏。病变可以表现为圆形或者多结节样，缺少周围密质骨边界。通常病变边界不清，呈侵袭性生长。淋巴瘤偶尔可表现为多灶性骨破坏，呈指样向颊侧或舌侧延伸。发生于上颌窦或鼻咽部的病变边界可以较为清楚。

3.内部结构　颌骨淋巴瘤内部结构几乎为完全X线透射影像，反应性骨形成罕见。罕见片样的X线阻射区域。

4.毗邻结构　在上颌窦病变中，上颌窦壁可以变得模糊，可以观察到软组织影像，病变可位于上颌窦内或窦外。下颌骨病变可以破坏下颌管影像。淋巴瘤易于沿发育完成牙齿的牙周间隙生长。如果发育中牙胚受累，则牙胚密质骨可以消失（图7-58）。受累牙齿可

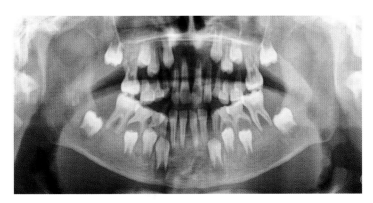

图 7-58　下颌骨弥漫性大 B 细胞淋巴瘤

曲面体层片可见双侧下颌管影像消失，上、下颌骨多个恒牙牙胚骨硬板消失，牙槽突广泛骨吸收。

以殆向移位甚至脱落。骨膜反应并不常见，但是少数病例中可以出现层状或针样骨形成。

【鉴别诊断】

多发性骨髓瘤和转移性肿瘤需与非霍奇金淋巴瘤相鉴别。尤因肉瘤、朗格汉斯细胞组织细胞增生症也可以表现类似的影像特点，但此两者常发生于年轻患者。溶骨性骨肉瘤、颌骨中心性癌和上颌窦鳞癌在影像学中也难于与非霍奇金淋巴瘤相鉴别。白血病、朗格汉斯细胞组织细胞增生症等其他病变也可以导致发育中牙齿发生殆向移位。有时非霍奇金淋巴瘤与根尖病变的鉴别也十分困难，但是前者常伴有侵袭性边界，并伴有周围骨质的明显破坏。

三、浆细胞骨髓瘤

浆细胞骨髓瘤（plasma cell myeloma）也称骨髓瘤、多发性骨髓瘤、浆细胞瘤等，是浆细胞来源的恶性肿瘤。单发病变称为浆细胞瘤，多灶性病变称为多发性骨髓瘤。

【临床特点】

1. 浆细胞骨髓瘤是一种系统性恶性肿瘤，可发生于 25 ～ 80 岁人群中，主要是中老年人，平均年龄 60 ～ 70 岁，儿童及 40 岁以下年轻人少见。

2. 多发性骨髓瘤主要位于中轴骨，按发生率从高到低排序依次为脊柱、肋骨、颅骨、骨盆和股骨。约 1/3 的患者伴有下颌骨病变，且可能是首先发现的部位。

3. 常见主诉有疲惫、体重下降、发热、骨疼痛、贫血等，最常见的症状是背部疼痛。继发性表现包括淀粉样变性和高钙血症；在约半数患者的尿中可检出本周蛋白，尿液呈泡沫样。

4. 累及颌骨的患者常主诉为牙齿疼痛、肿胀、出血、感觉异常、触痛等，或没有明确主诉。

【影像学要点】

1. 部位　常发生于下颌体后份和升支，上颌骨病变好发于后部。

2. 形态与边界　边界通常较清楚，无硬化骨边界和骨膜反应，呈

"穿凿样"样表现（图7-59）。病变边界有时为虫蚀样或呈侵袭性表现。未经治疗或呈侵袭性生长的病变可以相互融合，表现为多房性。如果病变位于根尖牙周间隙中，可类似炎症性或根尖感染性疾病。

3.内部结构　病变内部可没有骨结构，偶尔可观察到未被肿瘤侵袭的岛样残留骨，表现类似在病变内部的新生骨小梁结构。增强CT可见病变中有中等程度强化的软组织影像。极罕见病变内部呈X线阻射的表现。下颌管的密质骨边界逐渐模糊不清。

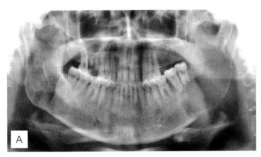

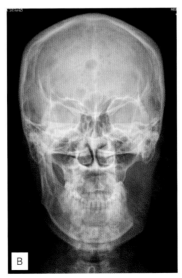

图7-59　多发性骨髓瘤

曲面体层片（A）示左侧下颌骨体积较大的骨破坏，右侧下颌体及升支见多数圆形穿凿样骨破坏；头颅正位片（B）示额骨多发穿凿样病变。

4.毗邻结构　病变发生于下颌骨时，可以出现下颌骨下缘变薄。下颌骨受累时，任何密质骨的边界均可受累变模糊。

【鉴别诊断】

多发性骨髓瘤需与转移性肿瘤相鉴别。病史在鉴别诊断中有重要意义。严重的骨髓炎表现类似多发性骨髓瘤，但是骨髓炎常有较明显的病因。此外，感染性疾病通常伴有毗邻骨质结构的硬化表现，据此亦可与多发性骨髓瘤相鉴别。下颌骨单纯性骨囊肿可以双侧发生，需与多发性骨髓瘤相鉴别。单纯性骨囊肿病变部分有密质骨包绕，并可呈指样生长于牙根之间。下颌骨骨密度普遍降低可见于甲状旁腺功能亢进，此时需进行血液学检查以鉴别。与甲状旁腺功能亢进有关的棕色瘤如果伴有颌骨骨密度普遍降低，通过影像很难与多发性骨髓瘤相鉴别。其他代谢性疾病如戈谢病（Gaucher's disease）或草酸中毒症，可有与多发性骨髓瘤相类似的 X 线表现。

第六节　病例诊断示范

一、范例 1

【病史及临床检查】

患者男性，19 岁，右侧下颌骨膨隆半年。约半年前，发现右下颌膨隆，原因不明。患者无疼痛不适。发现时病变大小不明确。自发现以来，病变大小无明显变化。临床检查：右下颌前磨牙区至右下颌升支处膨隆，表面光滑，有"乒乓球感"，无触压疼痛。膨隆区牙无松动。无张口受限。未触及肿大颈部淋巴结。

【影像学检查】

曲面体层片（图 7-60）。

【影像学表现】

曲面体层片：右下颌体前磨牙区至右下颌升支乙状切迹可见边界清楚的骨密度减低影，沿颌骨长轴扩展，累及喙突，边缘可见骨白线包绕，局部呈分叶状，内部密度均匀。44 至 47 根尖受累，轻

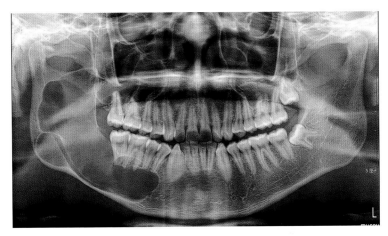

图 7-60 范例 1 的曲面体层片

度吸收。右侧下颌管受压向下移位。

【影像学诊断】

右侧下颌骨良性肿物（牙源性角化囊肿可能性大）。

二、范例 2

【病史及临床检查】

患者女性，55 岁，主诉右下颌反复疼痛 7 个月余。7 个月前无明显诱因出现右侧下颌部疼痛，反复发作，伴有头颈部放射痛。发病后曾于我院就诊，拆除右下后磨牙牙冠，无明显效果。近 3 个月来出现右侧下唇麻木。临床检查：面部外形基本对称，张口度约 4.0 cm。扪诊可及右侧下颌体近下颌角处膨隆，无压痛，表面皮温不高，无波动感。右侧下颌下区可触及淋巴结，肿大不明显，无压痛。口内检查可见右下第一和第二磨牙邻面银汞充填，无叩痛，牙龈色、形、质未见异常。

【影像学检查】

根尖片、曲面体层片和螺旋 CT 检查（图 7-61）。

【影像学表现】

根尖片（图 7-61A）显示第二磨牙远中根周及下颌磨牙后区牙

槽突骨质破坏，范围界限不清，根周膜影像部分消失。曲面体层片（图 7-61B）显示右下颌骨磨牙区及下颌骨骨破坏，边界不清，右下颌第一、二磨牙根周膜影像消失。CT（图 7-61C 和 D）显示右下颌骨磨牙区颊、舌侧密质骨和松质骨广泛破坏，呈虫蚀样。

【影像学诊断】

右下颌骨恶性肿瘤（颌骨中心性癌不除外）。

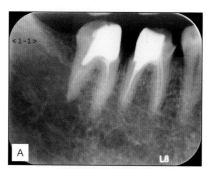

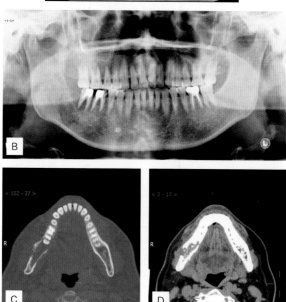

图 7-61　范例 2 的影像片

A. 根尖片；B. 曲面体层片；C. 螺旋 CT 轴位骨窗；D. 螺旋 CT 轴位软组织窗。

三、范例 3

【病史及临床检查】

患者女性，51 岁，右下颌骨囊性肿物 3 周。5 个月前因牙痛于外院拔除右下磨牙，后右侧下颌下区反复肿胀；2 个月前自觉右下唇、颏部麻木；约 1 个月前出现开口受限；3 周前于当地医院拍片发现右下颌骨囊性肿物。临床检查：双侧面部不对称，右侧面部膨隆，开口受限，开口度约 2.0 cm，右侧颏部、唇部麻木。右侧下颌下区可扪及一枚肿大淋巴结，大小约 2.0 cm，有触压痛，动度差。

【影像学检查】

曲面体层片、螺旋 CT（图 7-62）。

【影像学要点】

曲面体层片（图 7-62A）示右下颌骨下颌角区有包绕智齿的低

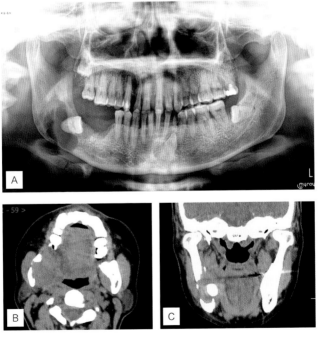

图 7-62　范例 3 的影像片

A. 曲面体层片；B. 螺旋 CT 轴位；C. 螺旋 CT 冠状位。

密度病变，部分边界欠清，牙槽嵴破坏明显。CT（图 7-62B 和 C）示右下颌骨磨牙区及下颌角区舌侧密质骨大部分缺损，被软组织影像取代，边界不清。

【影像学诊断】

右下颌骨恶性肿物。

参考文献

[1] 马绪臣. 口腔颌面医学影像诊断学 [M]. 6 版. 北京：人民卫生出版社, 2012.

[2] 于世凤. 口腔组织病理学 [M]. 6 版. 北京：人民卫生出版社, 2012.

[3] Barnes L, Eveson JW, Reichart P, et al. World Health Organization Classification of Tumours：Pathology and Genetics of Head and Neck Tumours[M]. Lyon : IARC , 2005.

[4] El-Naggar AK, Chan JKC, Grandis JR, et al. WHO Classification of Head and Neck Tumours [M]. 4th ed. Lyon : IARC, 2017.

[5] Kramer IRH, Pindborg JJ, Shear M. Histological Typing of Odontogenic Tumours[M]. 2nd ed. Berlin：Springer-verlay, 1992.

[6] White SC, Pharoah MJ. Oral Radiology：Principle and Interpretation[M]. 7th ed. St. Louis: Mosby, 2014.

（孙志鹏）

第八章

颌面颈部软组织肿块性病变

第一节 软组织炎症

一、蜂窝织炎和脓肿

口腔颌面颈部软组织的蜂窝织炎（cellulitis）一般起源于牙源性感染和腺源性感染，病原菌包括葡萄球菌、链球菌和产气荚膜芽孢杆菌等。蜂窝织炎若不能有效控制，则发展为脓肿（abscess）。

【临床特点】

1. 蜂窝织炎和脓肿常累及一个或多个组织间隙，包括下颌下间隙、咬肌间隙、颊间隙、颞下间隙、翼颌间隙、腮腺间隙、咽旁间隙及舌下间隙等。

2. 病变区常表现为红、肿、热、痛，脓肿形成时可扪及波动感。

【影像学要点】

1. 超声 病变区软组织肿胀，回声不均。脓肿形成时则可见大小不等的无回声区，可相互融合。

2. CT 平扫CT可见病变区软组织弥漫性肿胀，正常组织间隙不清，肌肉组织形态可增大，部分病变可见气体形成，皮下组织常被累及；增强CT上可呈现强化表现。脓肿形成时可见病变区单个或多个低密度腔灶，脓液区无强化（图8-1）。

3. MRI 蜂窝织炎表现为 T_1 加权像上低或中等信号，T_2 加权像为高信号，增强相可见不均匀强化。脓肿形成时脓液区无强化。

【鉴别诊断】

主要应与淋巴结转移性肿瘤鉴别。结合病史、临床及实验室检查一般可鉴别，抗感染治疗的效果也有明显差异。

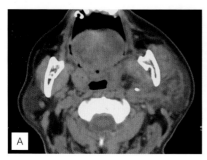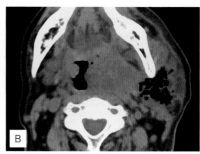

图 8-1   左侧腮腺咽旁蜂窝织炎

CT 横断面（A）示左侧腮腺区及咽旁肿胀，组织界线不清，密度不均匀增高；20 天后，CT 横断面（B）示左侧腮腺区气腔形成，提示含气性脓腔形成，咽旁间隙明显肿胀，密度增高。后经切开引流及抗感染支持治疗后痊愈。

二、淋巴结炎

颌面颈部淋巴结炎（lymphadenitis）是颈部淋巴结病中最常见的疾病之一，临床上可表现为急性、亚急性和慢性过程。常见部位为下颌下区和颈内静脉二腹肌区。

【临床特点】

慢性淋巴结炎表现为淋巴结肿大，可活动，质地偏软或中等；急性期淋巴结可明显肿大，伴红热征象，可有波动感。

【影像学要点】

1. 超声   淋巴结多呈单个或多个类圆形肿块，多为均匀低回声表现，可有淋巴结门结构，边缘平整并有反射光带。急性期可有混合性低回声表现。

2. CT   平扫时可见单个或多个类圆形、密度均匀的软组织肿块，边缘多清晰。增强扫描可见轻或中度均匀强化；脓腔形成时中心无强化，而边缘多呈厚壁环形强化，且边缘可模糊（图 8-2）。

3. MRI T_1 加权像上为低或中等信号，T_2 加权像为高信号。

增强 MRI 可呈均匀强化，脓肿形成时可见边缘环形强化而中心无强化。

【鉴别诊断】

1. 第二鳃裂囊肿　多位于下颌下腺后方，呈单囊孤立性病变，囊壁多薄而均匀。

2. 淋巴结结核　多为无痛性肿块，内部可见高密度钙化影像，且多有结核病史。

3. 淋巴结转移性肿瘤　多无红、肿、热、痛表现，并有原发性恶性肿瘤病史可循。出现中心坏死时，CT 和 MRI 上多呈薄壁环形强化。

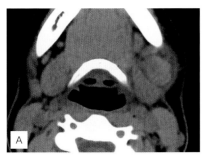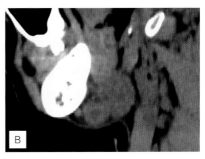

图 8-2　左下颌下间隙淋巴结炎

CT 横断面（A）及矢状面（B）示左下颌下间隙淋巴结明显肿大，中心呈低密度改变，提示液化。

三、淋巴结结核

颈部是淋巴结结核（tuberculous lymphadenitis）最常发生的部位之一。在颈部淋巴结病变中，结核性病变约占 5%。在肺外结核性病变中，淋巴结结核约占 15%。多见于 20 ~ 30 岁的成年人。

【临床特点】

一般为无痛性肿块，40% ~ 70% 的患者患有肺结核。淋巴结结核的病理演变过程分为三期：肉芽肿形成期、肉芽肿中心坏死期和纤维钙化期。

【影像学要点】

1. 超声　多表现为单个或多个大小不等的肿块，呈串珠样。病变内部可为均匀低回声，也可伴液性暗区或钙化。

2. CT　具有多样性。可分为四型：①表现为孤立而密度均匀的软组织肿块，注入对比剂后可见强化；②中心出现坏死时，软组织肿块中心出现低密度液性区，病变边缘有明显强化；③最常见，表现为软组织肿块中心出现较大的单囊或多囊性低密度坏死区，病变周边可见壁厚且不规则的强化区，对周围脂肪间隙有侵犯；④多个淋巴结簇集成团、融合，部分病变内可见高密度钙化影（图 8-3）。

【鉴别诊断】

1. 囊性神经鞘瘤　单发，多为单囊表现，且无脂肪间隙侵犯征象。

2. 囊性水瘤　可呈多囊，囊间隔多纤细，且无脂肪间隙侵犯征象。

3. 淋巴瘤和淋巴结转移性肿瘤　均为恶性肿瘤表现，中心坏死液化灶一般在磁共振 T_2 加权像上呈高信号表现，而部分淋巴结结核坏死腔表现为 T_1 和 T_2 加权像上的低信号或中等信号。

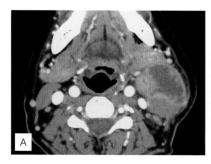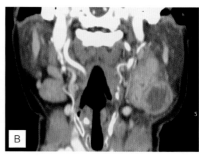

图 8-3　左颈部淋巴结结核

增强 CT 横断面（A）及冠状面（B）显示左侧上颈部多发淋巴结肿大，相互融合，多数中心呈坏死液化，周缘可见壁厚、不规则强化。

第二节　软组织囊肿

一、皮样或表皮样囊肿

多数认为皮样或表皮样囊肿（dermoid or epidermoid cyst）发生于胚胎发育性上皮剩余，或是外伤植入上皮所致。发生于口底的囊肿可能来源于第一、第二对鳃弓融合时残留的上皮。囊壁组织内含有皮肤附属器者为皮样囊肿，不含皮肤附属器者则为表皮样囊肿。一般多见于儿童和青少年。

【临床特点】

1. 皮样或表皮样囊肿多见于口底或颏下区，也偶见于鼻腔或面颈部。

2. 囊肿表面光滑，为圆形或卵圆形无痛性包块，生长缓慢，界线清楚。触之可有面团样柔韧感。

3. 囊液多为乳白色豆渣样。

【影像学要点】

1. 超声　多为不均匀低回声表现。病变内部可见散在且强弱不一的光点，光点可呈翻滚样表现。后方回声可有增强，有边缘反射光带，界线清晰。

2. CT　多呈典型的单囊薄壁表现，边缘光滑。注入对比剂后，囊壁可有强化表现。囊肿的密度与囊内容物相关，多为水或脂肪的低密度表现（图 8-4）。

3. MRI　富含脂肪的皮样或表皮样囊肿在 T_1 和 T_2 加权像上均为高信号表现。含水液的囊肿在 T_1 加权像上为低信号，在 T_2 加权像上为高信号。囊肿的包膜在 T_1 加权像上为低信号，在 T_2 加权像上为略高信号。

【鉴别诊断】

位于颈部中线附近的皮样囊肿和表皮样囊肿应主要同甲状舌管囊肿鉴别。如果皮样囊肿的内容物以脂肪组织为主，则其 CT 密度和 MRI 信号表现与甲状舌管囊肿明显不同，鉴别比较容易。如果病变内部以含水液为主，则鉴别较困难，但甲状舌管囊肿多位于舌骨上下，多能随吞咽上下移动。

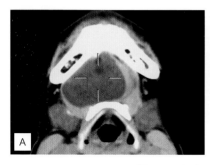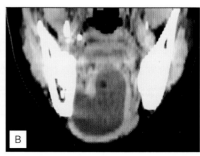

图 8-4　口底及颏下皮样囊肿

增强 CT 横断面（A）及冠状面（B）示口底及颏下大范围囊性病变，囊液密度不均，密度低的区域为脂肪成分。

二、鳃裂囊肿

鳃裂囊肿（branchial cyst）又称颈部淋巴上皮囊肿，一般认为其来源于胚胎鳃裂或咽囊的上皮剩余。位于外耳道以下和下颌角以上者为第一鳃裂囊肿，位于下颌角以下和肩胛舌骨肌以上者为第二鳃裂囊肿，位于颈根部者为第三、第四鳃裂囊肿。

【临床特点】

1. 临床上第二鳃裂囊肿多见，占 90% 以上，表现为颈部无痛性包块，质地较软。

2. 囊液多为黄色或棕色的清亮液体，也可为豆汁样。

3. 囊肿易继发感染，形成鳃裂瘘，包括有外口而无内口的不完全瘘和内、外口都存在的完全瘘。

【影像学要点】

1. 超声　鳃裂囊肿多为椭圆形液性暗区。病变内部回声多不均匀，中心区多为液性暗区。

2. CT　多表现为均匀的低密度肿块，囊壁薄而光滑。囊肿感染后，囊内蛋白质含量增多，其密度可增高，囊壁可增厚，增强后表现为不均匀的强化边缘（图 8-5）。

3. MRI　鳃裂囊肿信号呈多样性。T_1 加权像上可以是低信号或中等信号，蛋白质含量高时也可呈高信号；T_2 加权像上一般表现为高信号。

4.瘘道造影可用于观察瘘道的走行，鉴别是不完全瘘还是完全瘘。

【鉴别诊断】

第二鳃裂囊肿应与坏死性淋巴结及呈囊状表现的神经鞘瘤鉴别。坏死性淋巴结多见于转移瘤和结核，可根据病史和临床表现鉴别。神经鞘瘤多位于颈动脉间隙和咽旁间隙，较少出现于下颌下区。

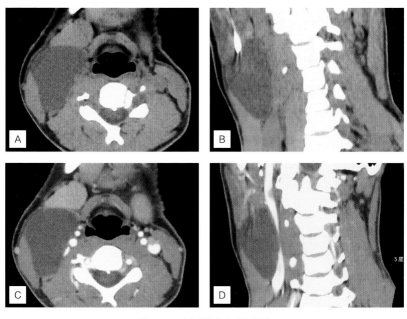

图 8-5　右侧颈部鳃裂囊肿

平扫 CT 横断面（A）及冠状位（B）示右侧颈部囊性肿物；增强 CT 横断面（C）及冠状位（D）示囊液无强化，较薄的囊壁轻度强化，右侧颈内静脉受压变细。

三、甲状舌管囊肿

甲状舌管囊肿（thyroglossal duct cyst）是甲状舌管残余上皮发生的囊肿。可发生在舌盲孔与甲状腺之间导管经过的任何部位，以舌骨上下最为多见。

【临床特点】

1. 囊肿常位于颈部中线或近中线处，直径一般为 2 ~ 3 cm，表面光滑，边界清楚，触之有波动感，能随吞咽上下活动。

2. 囊内容物为黄色清亮或黏稠液体。

【影像学要点】

1. 超声　甲状舌管囊肿一般表现为圆形均匀低回声暗区，边缘清晰。

2. CT　甲状舌管囊肿一般呈圆形或类圆形低密度表现，囊壁与周围软组织密度相近。增强 CT 上，较薄的囊壁可有轻度增强表现（图 8-6）。

3. MRI　甲状舌管囊肿的囊液在 T_1 加权像上一般为低信号，在 T_2 加权像上多为高信号。囊壁在 T_1 及 T_2 加权像上一般表现为略低信号或中等信号。

【鉴别诊断】

位于颈部中线的甲状舌管囊肿应与皮样囊肿鉴别。如果皮样囊肿的内容物为脂肪，则其密度与甲状舌管囊肿明显不同，鉴别相对容易。少数甲状舌管囊肿位于颈侧区域，需要鉴别的病变包括鳃裂囊肿、坏死性淋巴结及囊性水瘤。

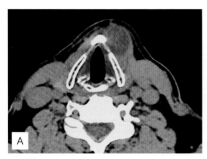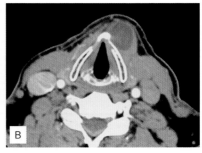

图 8-6　甲状舌管囊肿

平扫 CT 横断面（A）及增强 CT 横断面（B）

显示颈部相当于甲状软骨左前方囊性肿物

第三节 软组织良性肿瘤和瘤样病变

一、脂肪瘤

脂肪瘤（lipoma）是软组织中最常见的良性肿瘤，由发育成熟的白色脂肪细胞构成。

【临床特点】

1. 脂肪瘤可发生于身体任何有脂肪的部位，尤其是躯干和颈部的皮下组织。年龄以 30~50 岁多见，男性多于女性。可单发或多发。

2. 绝大多数脂肪瘤表现为无痛性、生长缓慢的肿块，大小不一，质地软，境界可不清。瘤体增大时可压迫周围神经致疼痛。

【影像学要点】

1. CT　位于颈部皮下（图 8-7）、腮腺咬肌区、颞下窝及咽旁间隙等部位。脂肪瘤的形态和大小变异较大。皮下局限型脂肪瘤多呈规则的椭圆形；弥漫型脂肪瘤多沿结缔组织间隙分布，形态不规则。脂肪瘤一般边界清晰，可见包膜，内部密度均匀，CT 值一般为 –100 HU 左右，内部可有纤维索条分隔。增强 CT 中脂肪瘤无强化（图 8-8）。

2. MRI　脂肪瘤在 T_1 加权像和 T_2 加权像上均为高信号表现，且随回波时间延长，信号依次衰减。病变内信号分布多不均匀，偶可见低信号条索状纤维隔或流空的血管影。MRI 脂肪抑制成像序列的应用对诊断脂肪瘤具有特殊意义。静脉注入对比剂后，脂肪瘤内无强化表现。

【鉴别诊断】

脂肪瘤的 CT 密度表现及 MRI 的信号表现具有特征性，一般不会与其他囊肿或肿瘤相混淆。

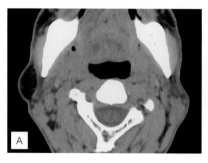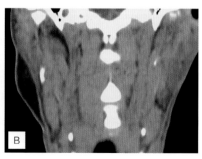

图 8-7　右侧腮腺区皮下脂肪瘤

平扫 CT 横断面（A）及冠状面（B）

显示右侧腮腺区皮下低密度病变，边界清晰，CT 值 –70Hu。

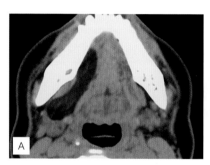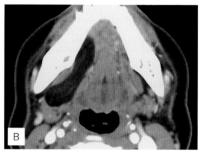

图 8-8　右侧口底间隙脂肪瘤

平扫 CT（A）及增强（B）

横断面显示右侧口底长条形脂肪密度病变，边界清晰，CT 值约为 –70Hu。

二、神经鞘瘤

神经鞘瘤（neurilemmoma）又称施万瘤或雪旺瘤，来源于神经鞘膜的施万细胞。该肿瘤属良性肿瘤，生长缓慢，极少发生恶变。多见于中年人，无性别差异。

【临床特点】

1. 来源于颈动脉鞘内迷走神经和交感神经的神经鞘瘤较为多见。

2. 肿瘤为圆形或梭形，一般体积较小，可呈分叶状，质地较软。

3. 肿瘤体积增大时易发生黏液变性，穿刺有不凝结的血性液体。

【影像学要点】

1. 超声 颈部神经鞘瘤多为圆形或椭圆形，内部呈混合性低回声或中等回声，分布欠均匀，内有散在的无回声区，后方回声增强或不变，边界清晰，包膜反射光带完整。

2. CT 平扫 CT 中表现为椭圆形或梭形均匀中等密度或略低密度肿块；或边缘呈低密度环，包绕中央栅栏状、云雾状或岛状高密度区；或周围呈高密度区，包绕中央低密度区；或呈高低混杂密度，可有钙化。增强 CT 中肿瘤实性部分不同程度强化，囊腔部分无强化。位于咽旁间隙、颞下间隙等深部间隙的神经鞘瘤多使周围组织移位，并可使相邻骨质发生吸收。迷走神经鞘瘤一般位于颈动脉鞘内，压迫颈动脉和颈内静脉，使这两支血管分离移位（图 8-9 和图 8-10）。

3. MRI 神经鞘瘤在 T_1 加权像上为中等信号，T_2 加权像上为高信号。增强 MRI 中病变实质区可有强化表现。

【鉴别诊断】

1. 颈部神经鞘瘤多发生于颈动脉鞘内，需要与鳃裂囊肿、囊性水瘤、肿大淋巴结及副神经节瘤相鉴别。

2. 神经鞘瘤多为实性与囊性相间的密度表现，纯囊性表现者极少。

3. 囊性水瘤临床检查质地柔软，形态多不规则。CT 表现为多囊性病变，内部可见弧形纤维分隔。

4. 坏死性肿大淋巴结见于转移性肿瘤和结核，可表现为淋巴结外组织侵犯和淋巴结相互融合现象。增强扫描可见边缘强化或环形强化，另外需结合病史以资鉴别。

5. 副神经节瘤血供丰富，强化明显，一般情况下不难鉴别。

6. 位于咽旁间隙的神经鞘瘤应与腮腺深叶多形性腺瘤鉴别。起源于咽旁间隙的肿瘤一般与腮腺深叶间可见一层脂肪带影相隔。

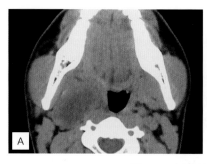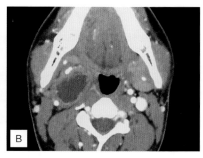

图 8-9　右侧咽旁间隙神经鞘瘤

平扫 CT 横断面（A）显示右侧咽旁间隙椭圆形肿物，边界清晰，病变周缘密度略高，中心密度减低；增强 CT（B）显示病变边缘可见轻度强化，中心无强化，颈部大血管受压移位。

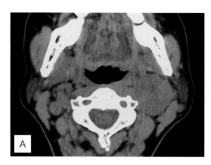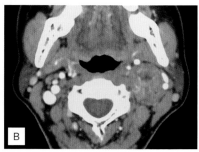

图 8-10　左侧颈动脉鞘内神经鞘瘤

平扫 CT（A）及增强 CT（B）横断面显示左侧颈动脉鞘内椭圆形肿物，边界清晰，中心部分密度减低，注入造影剂后病变大部分轻度强化，颈部大血管受压移位。

三、神经纤维瘤

神经纤维瘤（neurofibroma）是由神经鞘细胞及成纤维细胞两种主要成分组成的良性肿瘤。分为单发和多发两种，多发性神经纤维瘤是神经纤维瘤病的一个临床表现。多见于青年人，可发生于周围神经的任何部位。

【临床特点】

1. 在颌面部，神经纤维瘤主要沿三叉神经和面神经分布，位于颜面皮下组织，常表现为大小不等的棕色斑，扪诊可及瘤结节。

2. 有时病变区结缔组织异常增生，皮肤松弛、下垂，可遮盖眼部、颈部，导致严重的面部畸形和功能障碍。

3. 肿瘤质地柔软，血运丰富，但一般不能压缩。颌骨和颅骨可受压发生明显畸形和缺损。

【影像学要点】

1. CT　多表现为大小不一的软组织弥漫性增生和肿物。位于颈动脉间隙的神经纤维瘤可呈梭形。病变多表现为稍低密度的软组织影像，其平扫 CT 值低于神经鞘瘤。增强 CT 上，神经纤维瘤可有轻度强化表现。病变与周围组织界限不清。部分病例可见颌骨、颅骨畸形或缺损（图 8-11）。

2. MRI　一般在 T_1 加权像上为低或中等信号，但在富含脂肪的区域可表现为高信号。T_2 加权像上，病变信号分布多欠均匀，表现为高信号和中等信号的混合。增强 MRI 中病变区可有不同程度强化表现。

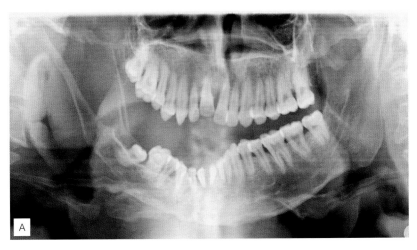

图 8-11　右侧面颈部神经纤维瘤

曲面体层片（A）显示右侧颧弓明显畸形，下颌体及升支骨质明显变细，右侧下颌牙列明显移位。平扫 CT 横断面（B）及冠状面（C）显示右侧颞部、额部、面颊部、枕部及颈部大范围软组织增生，正常组织间隙消失，边界欠清晰；增强 CT 横断面（D）及冠状面（E）可见病变区部分轻度强化，以颞下窝为著。

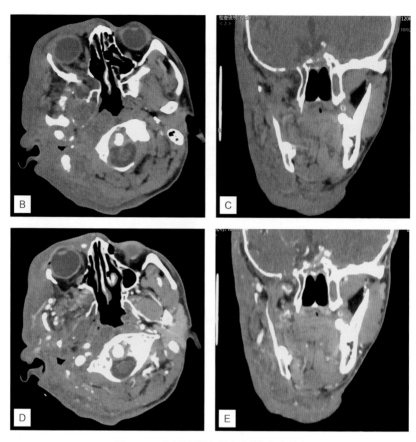

图 8-11　右侧面颈部神经纤维瘤（续）

【鉴别诊断】

　　颌面颈部神经纤维瘤有时与神经鞘瘤相似。神经纤维瘤病的临床表现和影像学表现均较突出，鉴别诊断较容易。

四、颈动脉体瘤

　　颈动脉体瘤（carotid body tumor）属于神经内分泌肿瘤，也称副神经节瘤、化学感受器瘤。该肿瘤是来源于副神经节细胞的良性肿瘤，血运丰富。头颈部副神经节瘤分为四种：①鼓室球瘤；②颈静脉球瘤；③迷走神经节瘤；④颈动脉体瘤。颈动脉体瘤相对较常见。

【临床特点】

1. 颈动脉体瘤源于颈总动脉分权处的颈动脉体，肿瘤生长缓慢，质地偏韧。

2. 肿瘤一般不能沿颈部上下活动，扪诊可有动脉搏动感，较大病变听诊时可闻及吹风样杂音。

3. 颈动脉体瘤压迫周围神经可出现声嘶、舌下神经麻痹等症状，交感神经受损后可出现 Horner 综合征。

【影像学要点】

1. 超声　大多呈圆形或椭圆形实质性低回声，回声分布欠均匀，内部有较强的中等回声光点，边界清晰，多有包膜反射光带。通常包绕或紧邻颈总动脉及其分权处。

2. CT　一般位于颈动脉权，CT 表现为软组织实性肿物，边缘平整。由于肿瘤血运丰富，增强 CT 上病变呈明显强化（图 8-12）。CT 可显示肿瘤与颈总动脉及其分支的关系。部分病例可见多发肿瘤，可为单侧多发，也可为双侧发生。

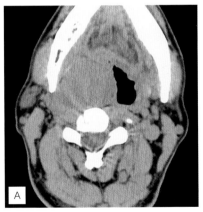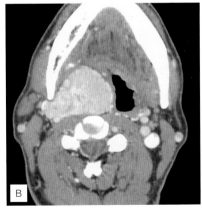

图 8-12　右侧颈动脉体瘤

平扫 CT 横断面（A）显示右侧软组织咽旁肿物，边界清楚，咽侧壁明显膨隆，CT 值 40 Hu；增强 CT 横断面（B）显示肿物明显强化，边界清晰，CT 值 160 Hu；增强 CT 矢状面（C）显示颈动脉权增宽。

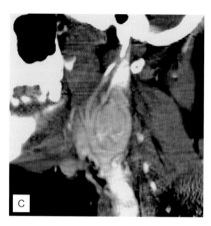

图 8-12　右侧颈动脉体瘤（续）

3. MRI　病变一般在 T_1 加权像上为等信号，在 T_2 加权像上为高信号，并有特征性的"椒盐"征。

4. 数字减影血管造影（DSA）　表现为特征性的肿瘤"染色"，位于颈总动脉分权处。颈动脉权常增宽。血管造影可判断颅内 Willis 环发育情况。另外，可对颈外动脉分支进行选择性栓塞治疗，减少瘤体血供，以利术中肿瘤的剥离和摘除（图 8-13）。

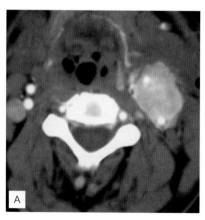
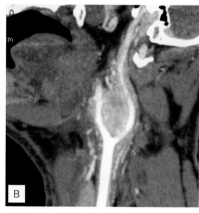

图 8-13　右侧颈动脉体瘤

增强 CT 横断面（A）及矢状面（B）显示右侧颈动脉权处肿物，血运丰富，颈动脉权增宽。右侧颈总动脉造影侧位（C）显示颈总动脉分权处肿物，可见明显的肿瘤"染色"；经颈外动脉分支栓塞后，肿物范围缩小（D）。

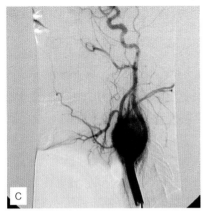
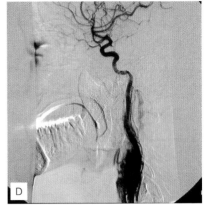

图 8-13　右侧颈动脉体瘤（续）

【鉴别诊断】

应主要与神经鞘瘤和神经纤维瘤鉴别。因颈动脉体瘤 CT 和 MRI 表现均为颈动脉间隙的富血运肿瘤，具有特征性，故鉴别诊断较易。

五、血管瘤与脉管畸形

根据中华口腔医学会口腔颌面外科专委会于 2005 年发表的《口腔颌面部血管瘤及脉管畸形的诊断和治疗指南（草案）》，脉管性疾病分为血管瘤 (hemangioma) 和脉管畸形 (vascular malformation)。血管瘤于婴幼儿早期发病，可分为增殖期和退化期。脉管畸形分为微静脉畸形、静脉畸形、动静脉畸形、淋巴管畸形和混合型脉管畸形。脉管畸形为先天发生，随着年龄增长逐渐明显。它不会退化，但会因外伤、内分泌和感染等因素而增大。

【临床特点】

1. 婴幼儿血管瘤是婴儿常见的良性肿瘤，女婴多见。光镜下可见内皮细胞增生成团，血管腔小、管壁厚。在快速增殖期，浅表病变突出皮肤，颜色鲜红，过去称为草莓状血管瘤；累及深部组织时呈肿块样，可伴皮肤、黏膜浅蓝或紫色斑块，类似静脉畸形。增殖期过后，血管瘤进入退化期，一般 7 岁可完全退化，病变区皮色变黄、质地变软，甚至接近正常。

2. 微静脉畸形　过去被称为毛细血管瘤或鲜红斑痣，由真皮乳头层内毛细血管后静脉组成。表现为扁平状，呈粉红色。范围以三叉神经第Ⅱ支支配区多见。随年龄增长颜色可加深，并可出现隆起和结节改变。可伴软硬组织增生肥大。

3. 静脉畸形　表现为头面颈部先天性肿大性病变。皮色可青紫，低头试验可增大，穿刺可抽出可凝固的鲜血。范围大时可导致严重的组织器官肿大畸形。

4. 淋巴管畸形　包括微囊型和大囊型淋巴管畸形。微囊型淋巴管畸形由内衬内皮细胞的淋巴管扩张而成，以舌、颊、唇黏膜多见，可伴组织肥大增生，一般不可压缩。皮肤或黏膜表面可见多发小圆囊状斑点或结节。大囊型淋巴管畸形由数个大囊构成，主要在颈侧面，范围可巨大，不能压缩。皮色可正常，扪之柔软。穿刺可抽出透明淡黄色液体。

5. 动静脉畸形　表现为搏动性肿物，皮温可升高，听诊可有吹风样杂音。颌骨中央性动静脉畸形可引起致命的大出血。

【影像学要点】

1. 超声　婴幼儿血管瘤显示为边界清晰或不清晰的低回声区，内部回声不均匀，彩色多普勒血流图可见较丰富的血流信号（图8-14）。静脉畸形表现为均匀或不均匀低回声，边界清楚或不清，病变内可见管道或腔隙性无回声区。有时病变可压缩或增大，伴静脉石时可见强回声区，多普勒检查无动脉性血流。大囊型淋巴管畸形

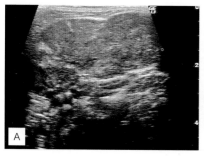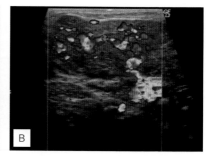

图 8-14　婴幼儿血管瘤

超声检查（A）显示右腮腺区边界较清晰的不均匀低回声区，其间可见小囊状低回声；
彩色多普勒血流显像（B）显示病变内丰富的血流信号。

声像图上可见液性无回声区，边界清晰，后壁回声增强。动静脉畸形声像图上呈低回声，可见管道样腔隙，可见供血动脉注入病变；多普勒检查可见丰富的动脉血流。

2. CT　婴幼儿血管瘤表现为皮肤、皮下或腮腺区占位性病变，边界多较清晰，注入造影剂后可见明显强化。微静脉畸形一般表浅，不需要特殊影像学检查即可诊断。平扫 CT 上，静脉畸形和微囊型淋巴管畸形表现相近，为皮下或组织间隙内软组织占位影，形态多不规则。静脉畸形可见静脉石，可位于肌肉组织内。另外，CT 图像可观察相应颌骨、颅骨的畸形或受侵情况。增强 CT 上，部分病变可见轻度不均匀强化（图 8-15）。大囊型淋巴管畸形在 CT 上多表现为单囊或多囊状水样密度肿物，边缘光滑（图 8-16）。注入造影剂

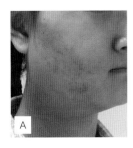 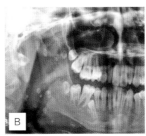 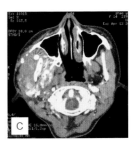

图 8-15　右侧面部静脉畸形

患者面像（A）见右侧面颊部、上颈部肿大，伴肤色青紫，低头试验阳性。曲面体层片（局部）（B）示右侧下颌升支及下颌下区多发钙化影（静脉石）。增强 CT 横断面（C）示右腮腺颊部及上颈部大范围肿物，密度不均，部分低于肌肉组织，边界不清，可见不均匀强化及迂曲血管影像，伴多发钙化影。

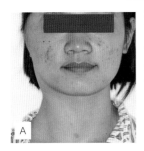 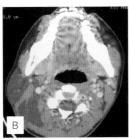 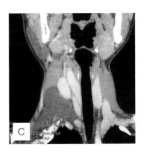

图 8-16　右侧颅面颈部淋巴管畸形

患者面像（A）可见右侧面颈部大范围膨隆肿胀，上至颞部头皮，下至颈根部，穿刺液为浅粉色。增强 CT 横断面（B）及冠状面（C）示右侧面颈部多囊性病变，范围巨大，边界清晰，无明显强化。

后，囊壁可见强化征象。动静脉畸形可见大量畸形扩张、迂曲的动脉和静脉，增强后强化明显，可同期观察骨内受累情况。

3. MRI 及 DSA　增殖期血管瘤表现为软组织肿物，伴高流速征象，T_1 加权像上为中等信号，T_2 加权像上信号增强，较大病变也可见流空现象。静脉畸形在 T_1 加权像上为中等信号，在 T_2 加权像上为高信号、均匀的团块影（图 8-17）。MRI 可较好地显示病变范围及与周围结构的关系，是明确诊断及指导硬化治疗的最佳手段。静脉石在 MRI 上为低信号影，多发静脉石也是静脉畸形的特征性表现。动脉造影一般不能显示静脉畸形的瘤腔，仅病变巨大时可见动脉分支增多和部分静脉腔。瘤腔造影可显示静脉瘤腔及回流静脉，借此可指导硬化治疗。回流静脉粗、分支多者治疗难度大。大囊型淋巴管畸形在 T_1 加权像上可表现为低、中等和高信号，T_2 加权像上为均匀高信号，可呈多囊状，内部有纤维分隔；病变周围可有中等信号的包膜显示。动静脉畸形在 T_1 及 T_2 加权像上均为混合性信号，可见不规则扩张的血管流空影。DSA 可较好地显示病变的供血动脉、畸形血管网及回流静脉，并可同期进行选择性栓塞治疗（图 8-18）。

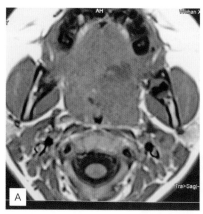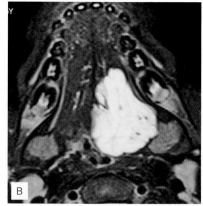

图 8-17　左侧舌根部静脉畸形

MRI T_1 加权像（A）显示左侧舌根部病变，信号略低于舌肌；MRI T_2 加权像（B）显示病变为明显的高信号，边界清晰。

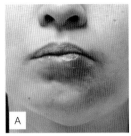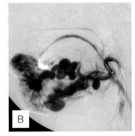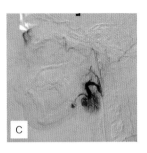

图 8-18 下唇颊部动静脉畸形

患者面像（A）见左侧下唇颊部肿大，皮色略青紫，可及明显动脉搏动。动脉造影（B）显示下唇颊部较大范围畸形血管团，供血主要来自面动脉；经左侧面动脉栓塞后畸形血管消失（C）。

【鉴别诊断】

1. 表浅的血管瘤及脉管畸形单纯通过临床检查即可明确诊断。

2. 颈部搏动性病变可能包括神经鞘瘤、颈动脉体瘤及动脉瘤，通过增强 CT 多可鉴别。

3. 面颈部囊性病变包括坏死性淋巴结、囊性水瘤及静脉畸形等。坏死性淋巴结可见多个淋巴结融合、增强 CT 边缘强化等表现，多可明确。囊性水瘤为多囊性，且可见纤维分隔，质地柔软，穿刺液为淡黄色或血性液体。静脉畸形穿刺液为鲜血，并有低头试验阳性等表现；若可见静脉石，则有助于明确诊断。

第四节 软组织恶性肿瘤

一、鳞状细胞癌

鳞状细胞癌（squamous cell carcinoma）简称鳞癌，是口腔颌面部最常见的恶性肿瘤，多发生于 40 ~ 60 岁的成人，男性多于女性。

【临床特点】

1. 鳞癌在口腔颌面部的好发部位依次为舌、牙龈、颊、唇、口底和腭部。

2. 因舌体淋巴及血液循环丰富且运动频繁，故舌癌淋巴结转移率高，可达 40% ~ 80%。

3. 上颌窦癌是鼻腔和鼻窦癌中最常见的癌瘤之一。早期肿瘤位于窦内，尚未破坏黏膜基底层时，患者常无明显自觉症状。肿瘤生长破坏窦壁及周围组织时，临床上可出现相应的症状和体征。

【影像学要点】

1. 舌癌　平扫 CT 表现为舌缘较僵直、凹凸不平或有结节状占位，病灶密度可为低、中等、高或混杂密度；增强扫描后，病变区呈轻至中度强化，病变范围及边界较平扫时清楚。肿瘤发展时可侵犯口底，并进一步导致下颌骨溶骨性破坏；向后发展可累及咽侧壁。除显示原发病灶外，增强 CT 检查的目的在于判断淋巴结转移的情况（图 8-19），以便进行临床分期。MRI 上，舌癌在 T_1 加权像多为中等信号，T_2 加权像多呈中等或高信号；可有不同程度强化。

2. 牙龈癌　多为分化程度较高的鳞状细胞癌。CT 表现为局部软组织肿块，病变早期可导致牙槽骨局部溶骨性破坏，继续发展可致颌骨呈扇形骨质破坏（图 8-20），边缘可较整齐（即压迫吸收型）或

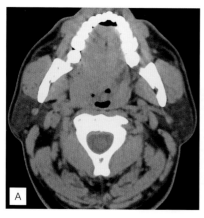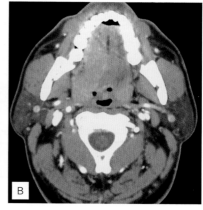

图 8-19　右舌鳞癌

平扫 CT 横断面（A）显示舌体右侧中后部密度略增高，边界不清；增强 CT（B）显示右侧舌体中后部肿物，有轻度强化，近中线。增强 CT 横断面（C）及冠状面（D）见双侧颈部多发淋巴结肿大，不均匀强化，部分可见中心液化。

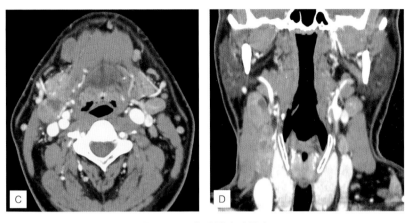

图 8-19 右舌鳞癌（续）

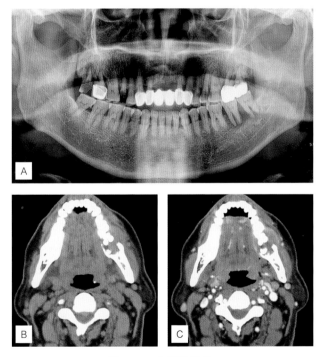

图 8-20 左侧牙龈癌

曲面体层片（A）显示左侧下颌磨牙区牙槽骨破坏，近似扇形。平扫 CT 横断面（B）及增强 CT 横断面（C）显示左侧下颌后牙区牙槽骨破坏，局部可见软组织肿物，有轻度强化。

呈虫蚀状（即浸润破坏型）。病变严重时可导致病理性骨折。下颌牙龈癌可侵犯口底和颊部软组织，上颌牙龈癌可侵犯腭部和上颌窦。

3. 颊黏膜癌　表现为颊间隙异常软组织肿块，形态常不规则，可有低密度坏死。晚期病变可累及咬肌、上下颌骨及颞下间隙。注入造影剂后可有部分强化（图8-21）。早期病变难以显示，采用憋气鼓颊后扫描可有利于显示病灶。MRI T₁加权像上多为中等信号，T2加权像多为混合高信号，边缘不规则，注入对比剂（Gd-DTPA）后可有不同程度强化。

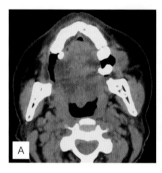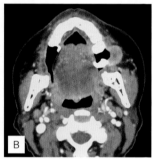

图8-21　左颊部鳞癌

平扫CT（A）及增强CT（B）横断面

显示左侧后颊部黏膜肿物，有明显强化表现，界线大致清晰。

4. 口底鳞癌　多表现为舌下区异常占位影，与相邻肌肉密度相等，使下颌舌骨肌和颏舌骨肌之间的舌下间隙消失。强化检查可有不同程度强化。肿瘤可侵犯舌体、舌根及下颌下区，向外侧可侵犯下颌骨（图8-22）。MRI T₁加权像上多为中等信号，T₂加权像多为混合高信号，边缘不规则，注入对比剂（Gd-DTPA）后可有不同程度强化。

5. 口咽癌　中晚期舌根及软腭鳞癌CT表现为局部软组织肿块，密度与周围相近。舌根鳞癌在注入造影剂后可有不同程度强化（图8-23），软腭鳞癌强化多不明显。CT可显示癌瘤对周围软硬组织的侵犯及淋巴结转移情况。MRI T₁加权像上多为中等信号，T₂加权像多为混合高信号，边缘不规则，注入对比剂（Gd-DTPA）后

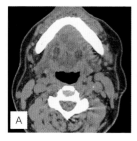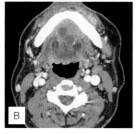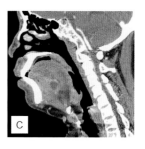

图 8-22　口底鳞癌

平扫 CT 横断面（A）显示口底软组织结构异常，边界不清，部分区域密度减低。增强
CT 横断面（B）显示病变不均匀强化，颌骨无明确受累表现；增强 CT 矢状面（C）
显示肿物累及舌体及舌下肌群，部分区域液化坏死。

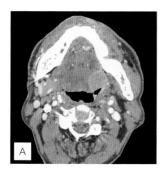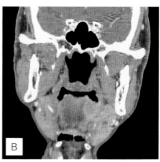

图 8-23　左侧舌根鳞癌

增强 CT 横断面（A）及冠状面（B）
可见左侧舌根部肿物，明显强化，界线大致清晰，范围 1.5 ~ 2cm。

可有不同程度强化。

6. 上颌窦癌　CT 表现为不规则软组织密度肿块，增强扫描可见强化反应，借此可与上颌窦炎鉴别。当肿瘤增大充满整个窦腔时，窦壁膨胀，窦壁骨质破坏，是诊断上颌窦癌的重要征象。肿瘤多为实性，偶见密度较低的液化坏死。病变进一步发展，窦腔内软组织沿窦壁向外侵蚀形成肿块。肿瘤向内侵犯，上颌窦内壁破坏，鼻腔出现软组织肿块；向上侵犯破坏眶底和眶下管，伴有眶下软组织肿块，下直肌和下斜肌受累；向前侵犯致窦前壁破坏中断，伴面颊部软组织肿块，并可破坏颧骨。晚期病变可累及翼腭窝、颞下窝、翼内间隙，翼突内、外板破坏，进而向颅中窝和咽旁间隙扩展。CT 可清晰显示窦壁破坏情况（图 8-24）。MRI 上，上颌窦癌在 T_1 加权像上多为中等信号，在 T_2 加权像上多为混合或均匀高信号。增强 MRI 中，上颌窦癌的实性部分呈强化表现。对于窦壁破坏情况，MRI 的显示效果不如 CT 清晰。

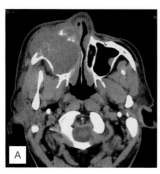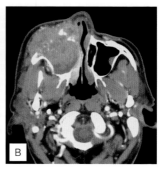

图 8-24　右侧上颌窦鳞癌

平扫 CT 横断面（A）及增强 CT 横断面（B）显示右侧上颌窦软组织肿物，充满窦腔，侵及诸窦壁，并突入眶下区，注入对比剂后呈轻度不均匀强化。

【鉴别诊断】

1. 舌癌　根据临床表现诊断并不困难，确诊需做活体组织检查，增强 CT 检查是术前评估的重要依据。应主要与舌部白斑、扁平苔藓等口腔黏膜病相鉴别，防止延误诊断。一旦怀疑舌癌，应及时进行活体组织检查确诊。

2. 牙龈癌　应主要与牙龈瘤鉴别。牙龈瘤骨质破坏少见，边缘呈压挤样，而牙龈癌骨质破坏呈虫蚀状，边界不整，软组织包块向周围浸润。

3. 颊癌　颊间隙可有良性病变，包括血管畸形、唾液腺肿瘤等。良性病变一般边界清晰，有包膜；而颊癌边界模糊，无包膜。

4. 口底癌　口底的良性病变包括舌下腺囊肿、皮样或表皮样囊肿，CT 表现为囊性、界线清晰，结合临床多不难鉴别。另外，也应考虑与舌下腺腺源性肿瘤相鉴别。舌下腺恶性肿瘤早期口底黏膜完整，进一步发展可累及下颌骨和舌肌。

5. 口咽鳞癌　舌根鳞癌应与位于舌根的良性占位鉴别，包括血管畸形和异位甲状腺、皮样或表皮样囊肿，根据病史及 CT 表现，鉴别一般不难。软腭鳞癌尚应考虑小唾液腺来源的恶性肿瘤及淋巴瘤的可能，其影像学表现缺乏特异性，鉴别相对较难。

6. 上颌窦癌　上颌窦癌的影像表现有时和上颌窦炎相似。前者多有窦腔膨大，窦壁溶解破坏，增强扫描后强化较明显；后者窦壁一般不膨大，窦壁可增厚，可伴轻微吸收，一般无骨性破坏，增强检查无或仅有轻微强化。

二、淋巴瘤

淋巴瘤（malignant lymphoma）是发生于淋巴结和淋巴结外的淋巴组织及单核巨噬细胞系统的恶性肿瘤，是一种全身性病变，但其主要病变和临床表现可局限于一个特定部位。病理上分为霍奇金淋巴瘤（Hodgkin lymphoma, HL）和非霍奇金淋巴瘤（non-Hodgkin lymphoma, NHL）两大类。颌面颈部以非霍奇金淋巴瘤居多，按其发生部位可分为结内型和结外型。淋巴瘤在欧美国家发病率较高，我国发病率仅为欧美国家发病率的 1/6 ～ 1/4。

【临床特点】

1. 发生于淋巴结者（结内型）常为多发性病变，表现为颈部、腋下、腹股沟等处淋巴结肿大。淋巴结大小不等，可活动，质地韧而有弹性，无压痛；病变发展后，淋巴结互相融合，活动性差，可误诊为淋巴结炎或结核。

2. 颌面部淋巴瘤发生于淋巴结外者（结外型）常为单发性病变，可位于牙龈、腭、颊、舌根、扁桃体和颌骨等。临床表现呈多样性，可为肿块、坏死和炎症等。

3. 约 1/3 的患者可伴有全身症状，包括发热、盗汗、乏力、贫血、消瘦等。

【影像学要点】

1. CT　结外型淋巴瘤大多为软组织肿块，部分可为黏膜增厚表现。注入对比剂后，病变可有增强表现。结外型淋巴瘤多为实性，边界较清晰；少数有液化坏死表现，病变边缘与周围组织界线不清。结内型淋巴瘤一般发生在颈部，可为孤立性肿块、多发性肿块或为融合性肿块，直径一般大于 1 cm。平扫 CT 表现为实性肿块，病灶内部可有液化坏死而呈低密度表现。注入对比剂后低密度病变的边缘可有环形增强表现。多发性病灶可相互融合，呈分叶状。淋巴瘤的 CT 表现主要是病变的多发性，可以是多个结外型病灶或多个结内型病灶，也可以是结外型病灶伴有单个或多个结内型病灶（图8-25）。

2. MRI　淋巴瘤在 T_1 加权像上多为中等信号，T_2 加权像多为中等信号或高信号。注入 Gd-DTPA 后病变内部可有强化。

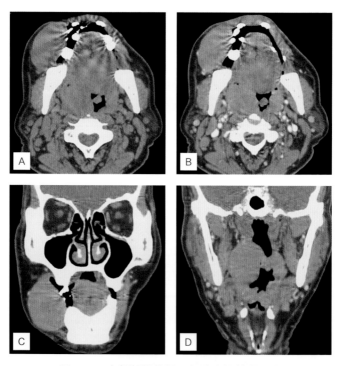

图 8-25　右颊部及软腭 B 细胞来源的淋巴瘤

平扫 CT 横断面（A）示右侧颊部及软腭软组织肿物，边界清楚。增强 CT 横断面（B）显示病变轻度均匀强化；增强 CT 冠状面磨牙层（C）及冠状面（D）显示右颊部及软腭肿物，密度基本均匀，边界清晰。

【鉴别诊断】

1. 孤立性结外型淋巴瘤的影像学表现缺乏特征性。颌面颈部的多发性病变并不多见，出现多发性病变时不应忽略淋巴瘤的可能。

2. 结内型淋巴瘤和颈部淋巴结转移性肿瘤、淋巴结结核的影像表现有一定的相似性。颈部淋巴结转移性肿瘤发生液化坏死的概率多于淋巴瘤。淋巴结结核既可表现为病变中心有低密度液化坏死和边缘强化，又可表现为淋巴结实性肿大。但淋巴结结核较少呈融合状态，部分淋巴结结核病变内部的低密度区可呈多囊性表现。

第五节　病例诊断示范

一、范例 1

【病史及临床检查】

患者女性，52 岁，自觉吞咽时右舌根及咽部肿胀不适半月余。临床检查：右侧咽部可触及一肿物，边界不清，质硬，固定。

【影像学检查】

螺旋 CT（图 8-26）。

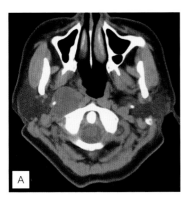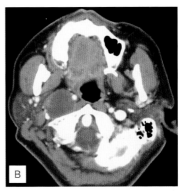

图 8-26　范例 1 的 CT 影像
A. 平扫 CT 横断面；B. 增强 CT 横断面；C. 增强 CT 斜矢状面。

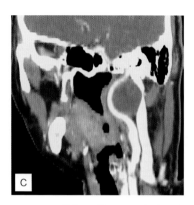

图 8-26 范例 1 的 CT 影像（续）

【影像学表现】

平扫 CT 示右侧茎突深面、右颈动脉权上方及颈内静脉与颈内动脉间有直径约 3.0 cm 的囊性肿物，边界清楚（图 8-26A）。增强 CT 横断面见肿物为囊实性，周缘部分轻度强化，囊性部分无强化（图 8-26B）。增强 CT 斜矢状面示右颈内动脉位于肿物深面，受压向口咽侧移位；右颈内静脉位于肿物浅面，受压变窄（图 8-26C）。

【影像诊断】

右侧颈动脉鞘内囊实性肿物，神经鞘瘤伴囊性变可能性大。

二、范例 2

【病史及临床检查】

患者男性，71 岁，右下牙龈肿物 4 个月，有疼痛，无麻木。临床检查：右侧下颌下缘约 5 cm 大小结节状突起，皮肤色红，局部有波动感，有压痛。张口度 24 mm，42 至 48 对应颊侧牙龈可见红色结节样肿物，46 至 48 Ⅲ度松动，42 至 47 舌侧牙龈肿大，质硬，边界不清。未扪及明显肿大淋巴结。

【影像学检查】

曲面体层片、螺旋 CT（图 8-27）。

【影像学表现】

曲面体层片示 45 至 48 牙槽骨骨质破坏，边缘欠平整，略呈扇形，46 及 47 牙呈悬浮状（图 8-27A）。CT 显示右下颌骨尖牙区至磨牙区颊舌侧软组织肿块，累及相应右侧颊部皮肤及皮下（图 8-27B 和 C）。45 至 48 相应下颌骨骨质破坏，边缘欠平整，相应下颌管管壁欠连续（图 8-27D）。

【影像诊断】

右下颌牙龈恶性肿瘤累及颌骨。

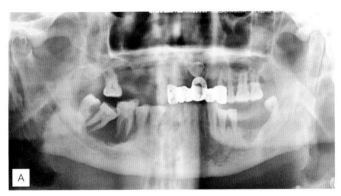

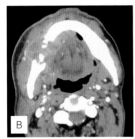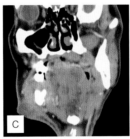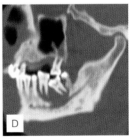

图 8-27　范例 2 的影像片

A. 曲面体层片；B. 增强 CT 横断面；C. CT 冠状面；D. CT 矢状面。

参考文献

[1] 高岩，李铁军．口腔组织学与病理学 [M]．2 版．北京：北京大学医学部出版社，2013．

[2] 李铁军．口腔病理诊断 [M]．北京：人民卫生出版社，2011．

[3] 柳登高，赵福运，张建国，等．口腔颌面部软组织动静脉畸形血管构筑初探与治疗分析 [J]．现代口腔医学杂志，2008，22(6): 561- 564．

[4] 马绪臣．口腔颌面医学影像诊断学 [M]．2 版．北京：北京大学医学出版社，2014．

[5] 马绪臣，李铁军．口腔颌面部疾病 CT 诊断与鉴别诊断 [M]．北京：北京大学医学出版社，2019．

[6] 余强，王平仲．颌面颈部肿瘤影像诊断学 [M]．上海：世界图书出版公司，2009．

[7] 张志愿，赵怡芳．头颈部血管瘤与脉管畸形 [M]．上海：世界图书出版公司，2007．

[8] 赵福运．头颈部血管瘤与脉管畸形 [M]．北京：科学技术文献出版社，2010．

[9] Liu D, Ma X, Li B, et al. Clinical study of preoperative angiography and embolization of hypervascular neoplasms in the oral and maxillofacial region[J]. Oral Surg Oral Med Oral Pathol Oral Radiol Endod, 2006,101: 102-109.

[10] Liu Y, Liu D, Wang Y, et al. Clinical study of sclerotherapy of maxillofacial venous malformation using absolute ethanol and pingyangmycin[J]. J Oral Maxillofac Surg, 2009, 67(1):98-104.

（柳登高）

第九章

唾液腺疾病

第一节　唾液腺发育异常

唾液腺发育异常（developmental abnormalities of salivary glands）包括唾液腺先天缺失和发育不全、迷走唾液腺及唾液腺异位等。

一、唾液腺先天缺失和发育不全

唾液腺先天缺失和发育不全（aplasia of salivary glands and salivary gland hypoplasia）可单侧或双侧发生于任何唾液腺，可单独发生，也可伴有头颈部的其他异常，或可为综合征表现的一部分，如见于鳃弓综合征、眼 - 耳 - 牙 - 指综合征等。

【临床特点】

1. 多个腺体先天缺失或严重发育不全时，可出现口干症状、猖獗龋、念珠菌感染、咽喉炎等表现。

2. 可伴有头颈部的其他发育异常。

【影像学要点】

1. 螺旋 CT、MRI 及 B 超检查都可应用于唾液腺先天缺失及发育不全的检查。

2. CT 可表现为大唾液腺影像不显示（图 9-1），可被脂肪组织取代，或仅显示少数软组织影像。

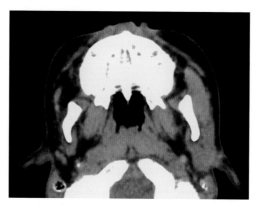

图 9-1　右腮腺先天缺失

螺旋 CT 横断面未显示右侧的腮腺影像。

【鉴别诊断】

唾液腺先天缺失应与干燥综合征、放疗等造成的唾液腺摄取功能下降相鉴别。

二、迷走唾液腺和唾液腺异位

迷走唾液腺（aberrant salivary gland）指唾液腺的部分始基异位于正常情况下不含唾液腺组织的部位，而正常唾液腺可存在；如果正常唾液腺不存在，则称为唾液腺异位。

【临床特点】

1. 迷走唾液腺最常见于颈侧、咽部、中耳及下颌骨内。下颌体内的迷走唾液腺组织通常穿过舌侧密质骨，以蒂与正常下颌下腺或舌下腺相连，称为静止性骨腔或 Stafne 骨腔（图 9-2 和图 9-3）。

2. 迷走唾液腺若形成唾液腺瘘，进食时可见分泌物流出。

3. 异位腮腺常沿咬肌前缘或下缘分布，下颌下腺可异位至扁桃体窝、下颌舌骨肌之上、舌下间隙等。

4. 异位唾液腺（ectopic salivary gland）可在异位处凸起如肿块，进食时可有发胀感。

【影像学要点】

1. 曲面体层片可显示静止性骨腔，表现为边界清楚的密度减低区，可见骨质硬化带环绕，常位于下颌管与下颌下缘之间、下颌角的前方（图 9-2），多单侧发生。CT 检查可见静止性骨腔舌侧骨板消失或不完整（图 9-3）。

2. 唾液腺发生异位时，CT 检查可见大唾液腺缺失，异位腺体呈软组织肿块表现。

3. 核素检查可见在异位部位有放射性核素聚集。

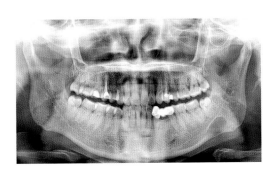

图 9-2　曲面体层片示左下颌骨静止性骨腔

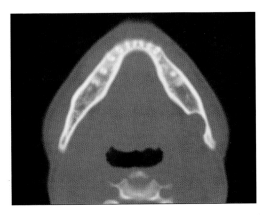

图 9-3　螺旋 CT 横断面示左下颌骨静止性骨腔，舌侧骨板缺如

【鉴别诊断】

1. 唾液腺异位应与头颈部肿瘤鉴别。

2. 静止性骨腔有时需要与颌骨囊肿鉴别。

第二节　唾液腺结石病

唾液腺结石病（sialolithiasis）指唾液腺导管及腺体内形成结石，并引起一系列病征，以下颌下腺最多见，其次为腮腺，舌下腺及小唾液腺均少见。

【临床特点】

1.唾液腺结石早期可没有症状，当结石阻塞导管时，腺体可有进食肿胀、疼痛。

2.临床可表现为导管口黏膜红肿，挤压腺体有脓性分泌物溢出；导管结石处有压痛，可触及硬结；唾液腺腺体肿胀、疼痛。

【影像学要点】

1. X线检查显示单个或多个圆形、卵圆形或柱状高密度影像，沿导管走行方向排列（图9-4）。

2. 螺旋CT软组织窗可见导管增粗和腺体肿胀表现（图9-5）。

3. B超可见结石呈强回声光点或光团，后方可伴有声影（图9-6）。

【鉴别诊断】

唾液腺结石病应与脉管畸形中的静脉石和钙化淋巴结相鉴别。

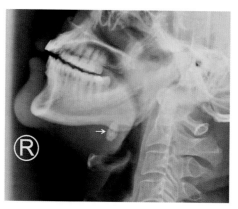

图9-4　下颌下腺结石

右侧下颌下腺侧位片示下颌下腺导管走行区一枚
结石与下颌骨下缘重叠（如箭头所示）。

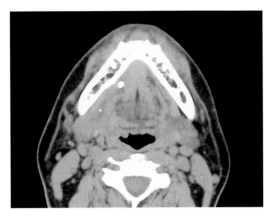

图 9-5　下颌下腺结石

螺旋 CT 横断面示右下颌下腺导管走行区两枚结石，导管扩张，腺体肿胀。

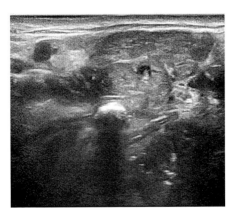

图 9-6　下颌下腺结石

超声示左下颌下腺腺门处一枚强回声结石，后方伴有声影。

第三节　唾液腺炎症

唾液腺炎症包括唾液腺的化脓性、病毒性、特异性感染以及由唾液腺结石及放射等因素引起的唾液腺炎症。常见的有慢性阻塞性唾液腺炎、儿童复发性腮腺炎和 IgG4 相关唾液腺炎等。

一、慢性阻塞性唾液腺炎

慢性阻塞性唾液腺炎 (chronic obstructive sialadenitis) 可发生于腮腺或下颌下腺，阻塞原因包括导管狭窄、瘢痕、创伤、过敏、黏液栓、异物等。

【临床特点】

1. 典型临床症状是腺体进食肿胀，可自觉口内有咸味分泌物。

2. 检查时可见唾液腺腺体肿大，有些可触及粗硬导管，呈索条状，挤压腺体及导管时可见脓性或黏稠、混浊的分泌物。

【影像学要点】

1. 唾液腺造影可见导管系统不均匀扩张，多呈腊肠状（图 9-7）。

2. 轻症慢性阻塞性唾液腺炎患者的平扫 CT 及 B 超图像可无明显异常；典型者可见导管扩张，腺体外形增大（图 9-8）。

【鉴别诊断】

慢性阻塞性唾液腺炎有时要和成人复发性腮腺炎进行鉴别，其鉴别主要依靠病史及唾液腺造影。

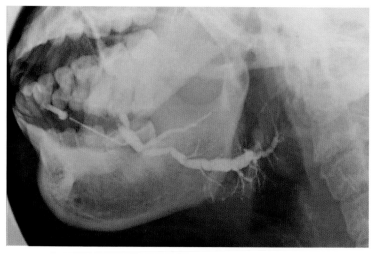

图 9-7　慢性阻塞性腮腺炎

右腮腺造影侧位片示右腮腺主导管呈腊肠状不均匀扩张。

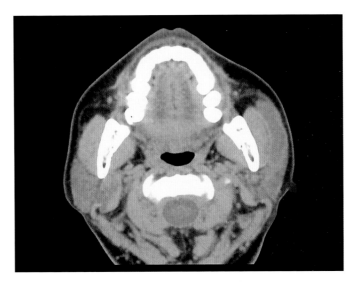

图 9-8　慢性阻塞性腮腺炎

螺旋 CT 横断面示左腮腺主导管明显扩张，内部可见液性潴留。

二、儿童复发性腮腺炎

儿童复发性腮腺炎（juvenile recurrent parotitis）发生于双侧腮腺，多认为与儿童免疫系统发育不成熟，易发生逆行性感染有关。

【临床特点】

1. 多在学龄前发病。

2. 腮腺反复肿胀、疼痛。

3. 随年龄增长，间隔期变长，到青春期可自愈。

4. 如到青春期后仍未痊愈，则称为成人复发性腮腺炎。

【影像学要点】

1. 腮腺造影可见分支导管显示较少，末梢导管扩张呈点状、球状，少数甚至可呈腔状，副腺体也可以被侵犯（图 9-9）；排空迟缓。

2. B 超可见腺体增大，典型病例可见多发小囊样低回声（图 9-10）。

【鉴别诊断】

儿童复发性腮腺炎在临床上应与流行性腮腺炎相鉴别。

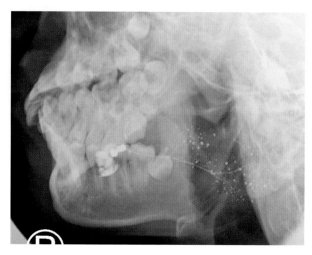

图 9-9　复发性腮腺炎

右腮腺造影侧位片示分支导管显示较少，
末梢导管扩张呈点状、球状，副腺体受累。

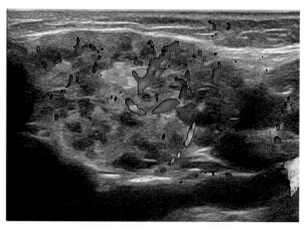

图 9-10　复发性腮腺炎

超声示右腮腺腺体外形增大，可见多发小囊样低回声。

三、IgG4 相关唾液腺炎

IgG4 相关唾液腺炎（IgG4-related sialadenitis，IgG4-RS）是以唾液腺无痛性肿大，并伴组织内 IgG4 阳性细胞浸润为特点的免疫介导的纤维化炎症性疾病。

【临床特点】

1. 常表现为单侧或双侧下颌下腺肿大。

2. 腮腺、舌下腺等可同时受累，也可伴发泪腺肿大。

3. 血清 IgG4 水平升高。

4. 全身多个器官系统可受累。

【影像学要点】

1. IgG4-RS 轻症患者超声可无明显异常，典型病例超声表现为腺体浅层低回声带或腺内多发低回声（图 9-11）。

2. 典型患者平扫 CT 可表现为受累唾液腺腺体弥漫性增大（图 9-12），泪腺受累患者可见泪腺外形增大（图 9-13）。

【鉴别诊断】

IgG4 相关唾液腺炎在临床上应与舍格伦综合征相鉴别。

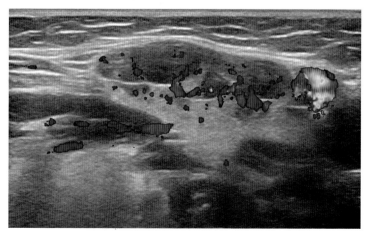

图 9-11　IgG4 相关唾液腺炎
超声示左下颌下腺浅层低回声带，内部可见血流信号。

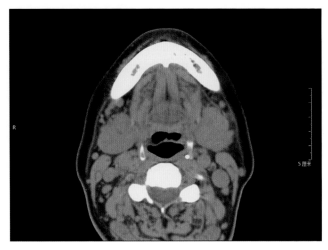

图 9-12　IgG4 相关唾液腺炎

螺旋 CT 横断面示双侧下颌下腺外形明显增大，呈结节状。

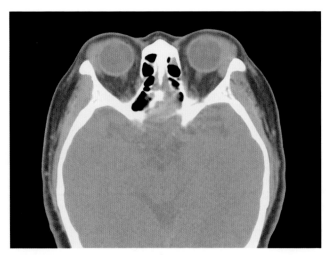

图 9-13　IgG4 相关唾液腺炎

螺旋 CT 横断面示双侧泪腺外形明显增大。

第四节　唾液腺肿瘤

唾液腺肿瘤是口腔颌面部常见肿瘤，主要发生于腮腺、下颌下腺、舌下腺及小唾液腺；其中腮腺的原发性上皮性肿瘤最为常见，其次为下颌下腺，发生于舌下腺者较为少见。本节主要介绍唾液腺较常见的良性及恶性上皮性肿瘤的影像学表现及相关内容。

一、多形性腺瘤

多形性腺瘤（pleomorphic adenoma）又称混合瘤，是最常见的唾液腺良性上皮性肿瘤，有 80% ~ 90% 发生于腮腺，浅叶多见，其次为下颌下腺，舌下腺罕见。小唾液腺以腭腺最多见。

【临床特点】

1. 一般无自觉症状，生长缓慢，多呈结节状生长，质地软硬不等，可活动，与周围软组织无粘连。

2. 腭部肿瘤多位于硬软腭交界处或软腭，黏膜颜色正常。

【影像学要点】

1. 超声、CT、MRI 和核医学检查等均为临床常用的唾液腺肿瘤影像学检查方法。

2. 多形性腺瘤的超声表现无特异性，多表现为边界清楚的低回声病变，形态不一，内部回声可均匀或不均匀，血流不丰富，有后方回声增强（图 9-14）。

3. 平扫 CT 图像显示肿瘤边缘清晰，内部呈软组织密度，密度均匀或不均匀；增强 CT 的强化特征为缓慢持续强化表现（图 9-15）。

4. 多形性腺瘤内部有时可见囊性变区，偶见钙化斑点。

5. MRI 上，多形性腺瘤在 T_1 加权像上多呈中等或低信号，少数为高信号；在 T_2 加权像上呈中等信号或不均匀高信号。

【鉴别诊断】

多形性腺瘤应与唾液腺恶性肿瘤、舍格伦综合征结节型、腮腺区淋巴结等相鉴别。

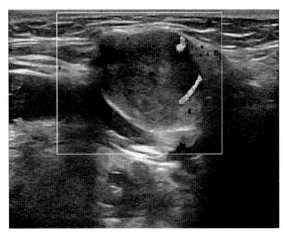

图 9-14　多形性腺瘤

超声示左下颌下腺低回声、界清、结节状病变，后方回声增强。

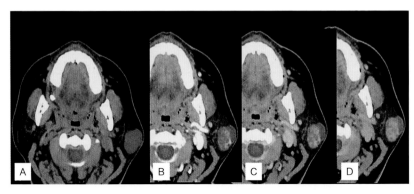

图 9-15　多形性腺瘤

螺旋CT平扫（A）及强化各期（B至D）横断面示左腮腺软组织
肿块边界清楚，增强相不均匀强化，强化特征为缓慢持续强化。

二、沃辛瘤

沃辛瘤（Warthin tumor）又称腺淋巴瘤，是唾液腺第二常见的良性肿瘤。

【临床特点】

1.好发于中老年男性，患者多有吸烟史。

2.以腮腺后下极多见，可多发，有消长史。

3.肿瘤生长缓慢，呈圆形或椭圆形，界清，可活动，触之柔软。

【影像学要点】

1.超声　表现为边界清楚的低回声病变，内部可见管道样或网格样结构，有时可见无回声囊变区，后方回声增强（图 9-16）。

2.CT　平扫图像呈圆形或类圆形软组织密度肿块，密度均匀或不均匀，边界清楚。增强相表现为对比剂快速流入和快速流出的特点（图 9-17），多可见贴边血管征。

3.MRI　平扫 T_1 加权像可呈中等信号，偶有稍高信号；T_2 加权像上可呈不均匀高信号，常有多发小囊状表现。

4.核素扫描　可显示沃辛瘤浓聚 ^{99m} 锝，多呈特征性"热结节"表现。

【鉴别诊断】

沃辛瘤应与唾液腺其他良性肿瘤、唾液腺恶性肿瘤、舍格伦综合征结节型等相鉴别。

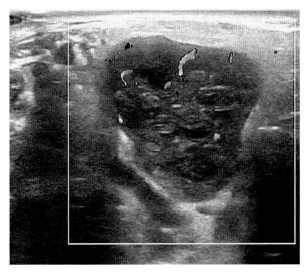

图 9-16　沃辛瘤

超声示右腮腺低回声病变，界清，内部可见管道样结构。

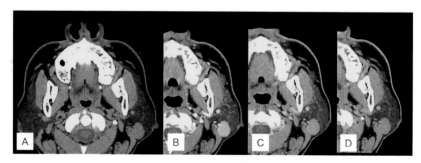

图 9-17　沃辛瘤

螺旋 CT 平扫（A）及强化各期横断面（B 至 D）示左腮腺软组织肿块边界清楚、
密度均匀，强化特征为对比剂快速流入和快速流出。

三、基底细胞腺瘤

　　基底细胞腺瘤（basal cell adenoma，BCA）是较少见的良性唾液
腺上皮性肿瘤，多发生在腮腺，也可发生于唇腺、腭腺、颊腺和舌
腺等小唾液腺，而下颌下腺和舌下腺罕见。

　　【临床特点】

　　1. 几乎全部发生在成人，好发于腮腺。

　　2. 肿瘤生长缓慢，体积较小，边界清楚，可活动，中等硬度，
常有局部囊性感。

　　【影像学要点】

　　1. 超声　表现为边界清楚的低回声病变，有时可见无回声囊变
区，后方回声增强（图 9-18）。

　　2. CT　平扫 CT 中呈圆形或类圆形软组织密度影，边界清楚，
内部为实性软组织密度，部分可见囊性低密度区。增强相则表现为
对比剂快速持续流入的强化特点（图 9-19），早期明显强化。

　　3. MRI　基底细胞腺瘤的实性部分呈 T_1 加权像低信号，T_2 加权
像高信号或稍低信号；囊性部分在 T_1 加权像和 T_2 加权像上均呈高
信号。

　　【鉴别诊断】

　　基底细胞腺瘤应与唾液腺恶性肿瘤、舍格伦综合征结节型及腮
腺区淋巴结等相鉴别。

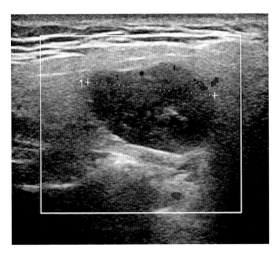

图 9-18 基底细胞腺瘤

超声示左腮腺低回声病变，边界清楚，内部回声不均匀，后方回声增强。

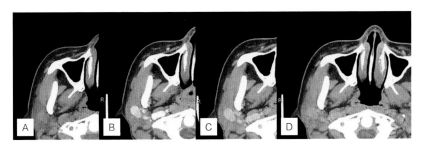

图 9-19 基底细胞腺瘤

螺旋 CT 平扫（A）及强化各期横断面（B 至 D）示右腮腺软组织肿块，边界清楚，增强相表现为对比剂快速持续流入、早期强化明显的特点。

四、腺样囊性癌

腺样囊性癌（adenoid cystic carcinoma，ACC）最常发生在唾液腺组织，小唾液腺发病比大唾液腺多，是最常见的唾液腺恶性肿瘤之一。

【临床特点】

1. 多见于中老年患者。

2. 大唾液腺中最常发生于腮腺，小唾液腺中多见于腭腺。

3. 肿瘤呈圆形或结节状，较硬，周围组织有浸润；生长缓慢，病程较长。

4. 易在早期侵犯神经组织，可出现疼痛、麻木及运动神经麻痹等症状。

5. 易发生肺转移，颈淋巴结转移少见。

【影像学要点】

1. 超声　可表现为边界不清、内部回声不均匀的低回声肿块影，局部可见无回声区，后方回声可有衰减（图 9-20）。

2. CT　较小病变可呈良性肿瘤的 CT 特点；较大病变则多呈恶性肿瘤特点，如呈不规则形，边缘模糊，肿瘤内部可有多发囊样变或坏死。增强 CT 检查中肿瘤一般呈中度强化，肿瘤较大时多不均匀强化（图 9-21）。CT 可较清楚地显示肿瘤对邻近骨质的侵蚀情况。

3. MRI　可表现为 T_1 加权像低或稍低信号，T_2 加权像多为高信号或高低混杂信号，内部可见囊性变明显高信号影。神经受侵时可变得粗大及有不规则的异常强化。

【鉴别诊断】

腺样囊性癌应与唾液腺良性肿瘤、炎症及以舍格伦综合征结节型等相鉴别。

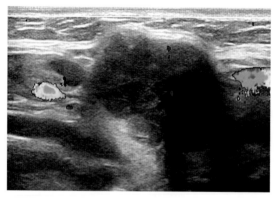

图 9-20　腺样囊性癌

超声示左下颌下腺低回声病变，边界不清，后方回声有衰减。

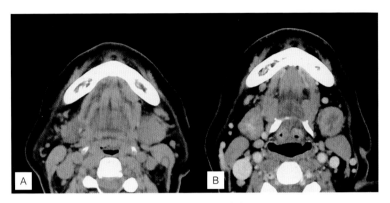

图 9-21　腺样囊性癌
螺旋 CT 平扫（A）及增强相（B）横断面示
左下颌下腺肿块影，增强相可见不均匀强化，边界不清，密度不均匀。

五、黏液表皮样癌

黏液表皮样癌（mucoepidermoid carcinoma, MEC）是最常见的唾液腺恶性上皮性肿瘤之一。常见的好发部位为腮腺和小唾液腺，下颌下腺及舌下腺少见，可发生于颌骨。

【临床特点】

1.任何年龄均可发生，但 10 岁以下儿童少见。

2.低度恶性的黏液表皮样癌的临床表现与多形性腺瘤相似，很少出现面瘫。

3.高度恶性的黏液表皮样癌生长迅速，病程短，体积较大，活动性差，可出现皮肤溃烂，常出现疼痛及面瘫。颌骨中心性黏液表皮样癌多发生于下颌骨。

4.可发生局部淋巴结转移及远处转移。

【影像学要点】

1.超声　多表现为不均匀低回声病变，低度恶性者边界清晰，高度恶性者边界模糊（图 9-22）。

2.CT　低度恶性的黏液表皮样癌边缘清晰；高度恶性者边缘模糊，可以侵犯邻近神经组织和血管。病变内部密度可表现多样，增强相可均匀或不均匀强化（图 9-23）。

3. MRI　表现为 T_1 加权像中等信号，T_2 加权像多呈低、中等信号或高信号。

【鉴别诊断】

黏液表皮样癌应与唾液腺良性肿瘤、舍格伦综合征结节型等相鉴别。

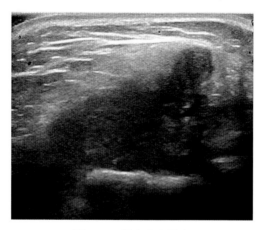

图 9-22　黏液表皮样癌

超声示左腮腺低回声病变，形态不规则，边界不清。

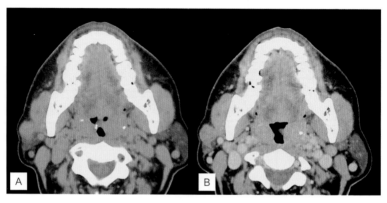

图 9-23　黏液表皮样癌

螺旋 CT 平扫（A）及增强相（B）横断面示

右腮腺软组织肿块影，边界尚清晰，增强相可见肿块不均匀强化。

六、腺泡细胞癌

腺泡细胞癌（acinic cell carcinoma）是常见的唾液腺低度恶性肿瘤，可多发。腺泡细胞癌好发于腮腺，也可发生在小唾液腺，以颊、上唇及腭多见。

【临床特点】

1. 多生长缓慢，病程较长。

2. 多为实性肿块，有活动性。

3. 少数生长较快，伴疼痛、面神经麻痹，肿块活动性差，与皮肤和深部组织固定。

【影像学要点】

1. 超声　多表现为不规则的低回声病变，内部回声多不均匀，边界可清晰或不清晰。

2. CT　多数腺泡细胞癌的 CT 表现与多形性腺瘤相似，呈类圆形，界线清楚（图 9-24）；局部侵袭性的腺泡细胞癌具有恶性肿瘤的影像学特点，形态不规则，边界欠清晰。

3. MRI　表现为 T_1 加权像呈中等信号，T_2 加权像呈混杂高信号。增强相可均匀强化或不均匀强化。

【鉴别诊断】

腺泡细胞癌应与唾液腺良性肿瘤、舍格伦综合征结节型等相鉴别。

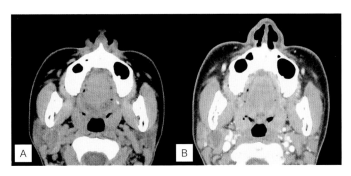

图 9-24　腺泡细胞癌

螺旋 CT 平扫（A）及增强相（B）横断面示右腮腺软组织肿物，边界清楚，边缘可见点状钙化，内部可见液性密度区，增强相可见不均匀强化，与良性肿瘤相似。

第五节　舍格伦综合征

舍格伦综合征（Sjögren's syndrome）是一种以外分泌腺淋巴细胞浸润为特征的自身免疫性疾病，主要累及泪腺和唾液腺，导致口干和眼干。舍格伦综合征可分为原发性和继发性。

【临床特点】

1.多见于中老年女性，男女之比约为 1∶10。

2.临床表现主要有口干、眼干及结缔组织病。

3.检查可见舌背丝状乳头萎缩，舌面光滑，可有舌裂。

4.患者常伴有白念珠菌感染及多发龋。

5.唾液腺可反复肿胀，或弥漫性肿大，或表现为腺体内有局限性肿块。

【影像学要点】

1.唾液腺造影的典型表现是末梢导管扩张（图 9-25）。此外，还可以看到主导管边缘不整齐，呈羽毛状、花边状或葱皮状（图 9-26）。

2.超声检查可见腺体回声不均匀减低，结节型舍格伦综合征可表现为局限性低回声区（图 9-27）。

【鉴别诊断】

舍格伦综合征应与唾液腺肿瘤、成人复发性腮腺炎相鉴别。

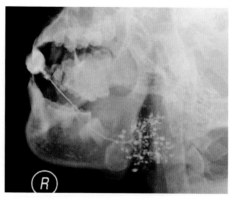

图 9-25　舍格伦综合征
右腮腺造影侧位片示右腮腺末梢导管点状、球状扩张。

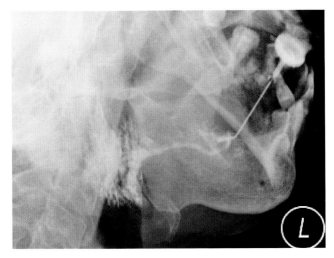

图 9-26　舍格伦综合征
左腮腺造影侧位片示左腮腺主导管不均匀扩张，边缘不整齐，
分支导管及末梢导管扩张，造影剂外渗。

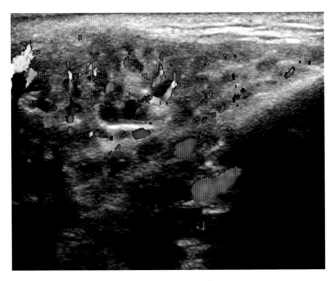

图 9-27　舍格伦综合征
超声示腮腺腺体回声不均匀减低，呈多发小囊样表现。

第六节 唾液腺良性肥大

唾液腺良性肥大 (sialadenosis) 以唾液腺非肿瘤性、非炎症性、慢性、无痛性肿大为特点，常见于腮腺，下颌下腺也可以发生。

【临床特点】

1. 多见于中老年人。

2. 临床表现为双侧唾液腺对称性弥漫性肿大，质地柔软。

【影像学要点】

1. 唾液腺造影表现为唾液腺外形增大，分支导管密集。

2. 超声检查可见腺体外形增大，内部回声均匀（图 9-28）。

3. CT 检查可见腺体增大，密度均匀。

【鉴别诊断】

唾液腺良性肥大应与慢性阻塞性唾液腺炎、舍格伦综合征相鉴别。

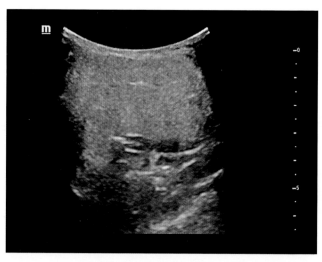

图 9-28 腮腺良性肥大
超声示腮腺腺体外形增大，回声均匀。

第七节 病例诊断示范

一、范例1

【病史及临床检查】

患者女性，47岁，口干5年余。5年多以前患者开始自觉口干，逐渐加重，现进干食需水送服。双侧腮腺区肿胀不适，伴眼干。临床检查：口底唾液池浅，粘口镜。静态唾液流量测定：0.1 ml/10 min。

【影像学检查】

右侧腮腺造影（图9-29）。

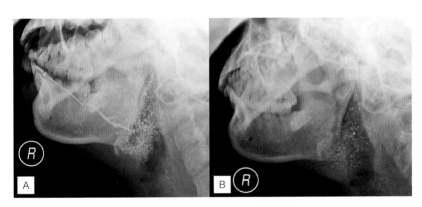

图9-29 范例1的右侧腮腺造影影像片
A.腮腺造影侧位片；B.排空功能片。

【影像学表现】

右侧腮腺造影侧位片＋排空功能片：右侧腮腺主导管中后段扩张，粗细不均，分支导管显像少，末梢导管呈广泛点状或球状扩张；排空迟缓。

【影像学诊断】

符合舍格伦综合征腮腺造影表现。

二、范例 2

【病史及临床检查】

患者女性，66 岁，右腮腺肿物 10 年，抗感染治疗后肿物缩小。追问患者病史，患者自述口干 10 余年，进食干性食物需用水送。临床检查：右腮腺外形大，质韧，未触及确切肿块；口内检查舌背丝状乳头萎缩，呈镜面舌，口底唾液池消失。

【影像检查】

超声和螺旋 CT（图 9-30）。

【影像学表现】

超声：右腮腺外形大，血管影像增多，回声不均匀减低，呈多发小囊样表现（图 9-30A），未探及占位性病变表现。左腮腺回声不均匀减低，呈多发小囊样表现（图 9-30B）。双下颌下腺外形明显缩小，质地粗糙，回声明显不均匀（图 9-30C 和 D）。

螺旋 CT：平扫示右腮腺外形大，密度不均匀增高（图 9-30E）。增强相（图 9-30F）可见腺体不均匀强化，未见肿块征象；左腮腺密度不均匀，可见脂肪密度影浸润。双下颌下腺外形小，脂肪化。

【影像诊断】

结合临床考虑为舍格伦综合征，右腮腺继发感染。

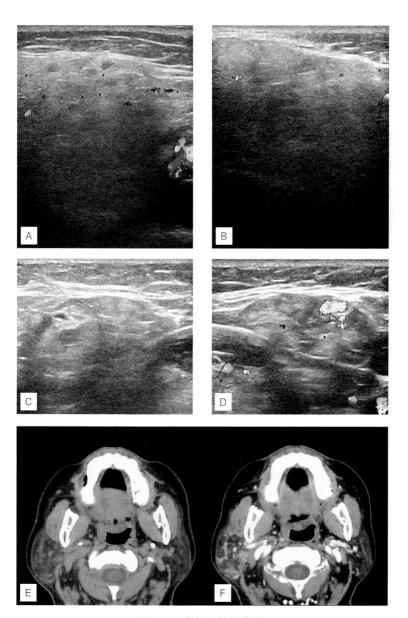

图 9-30 范例 2 的影像片
A. 右腮腺超声图；B. 左腮腺超声图；C. 右下颌下腺超声图；
D. 左下颌下腺超声图；E. 螺旋 CT 平扫横断面；F. 螺旋 CT 增强扫描横断面。

参考文献

[1] 李耀俊，忻文雷，邱甜甜. 腮腺多形性腺瘤核磁共振成像的临床分析 [J]. 口腔颌面外科杂志，2011，21(2)：112-114.

[2] 马绪臣. 口腔颌面医学影像诊断学 [M].6 版. 北京：人民卫生出版社，2012.

[3] 苗润琴，杨立. 腮腺混合瘤的超声诊断及其价值 [J]. 肿瘤研究与临床，2003，15(2)：104-105.

[4] 王铁梅，余强. 口腔医学：口腔颌面影像科分册 [M]. 北京：人民卫生出版社，2015.

[5] 杨林，陈燕萍，林志春. 腮腺区常见占位性病变的 CT 鉴别诊断 [J]. 中国临床医学影像杂志，2008，19(2)：77-80.

[6] 俞光岩，马大权. 唾液腺病学 [M]. 2 版. 北京：人民卫生出版社，2014.

[7] 余强，王平仲. 颌面颈部肿瘤影像诊断学 [M]. 上海：世界图书出版公司，2009.

[8] Barnes L，Eveson JW，Reichart PA，et al. World Health Organization Classification of Tumours：Pathology and Genetics of Tumours of the Head and Neck[M]. Lyon：IARC，2005.

[9] Burke CJ，Thomas RH，Howlett D. Imaging the majorsalivary glands[J]. Br J Oral Maxillofac Surg, 2011，49(4)：261-269.

[10] EI-Naggar AK，Chan JKC，Grandis JR，et al.WHO Classification of Head and Neck Tumours[M]. 4th ed. Lyon：IARC，2016.

[11] Li W，Xie XY，Su JZ，et al. Ultrasonographic features of immunoglobulin G4-related sialadenitis[J].Ultrasound Med Biol，2016，42(1)：167-175.

（谢晓艳）

第十章

颞下颌关节疾病

第一节 颞下颌关节发育性疾病

颞下颌关节发育性疾病指颞下颌关节受到先天性、发育性或获得性疾病的影响，生长发育出现异常。常见的有髁突发育过度、髁突发育不良及双髁突畸形等。

一、髁突发育过度

先天性、发育性或获得性疾病可导致髁突发育过度（condylar hyperplasia），单侧髁突发育过度又称髁突良性肥大。可以是单纯的髁突体积增大，也可以伴有髁突颈、下颌支、下颌体生长过度。

【临床特点】

1.两侧髁突发育过度表现为下颌前突、反𬌗畸形。

2.一侧髁突发育过度表现为下颌骨不对称及错𬌗畸形，颏部向对侧偏斜。

3.如果有症状，可以表现为弹响或杂音，也可表现为关节区疼痛或开口受限。

【影像学要点】

1.曲面体层片可同时观察两侧下颌骨和牙列进行对比。

2.X线片显示髁突明显变大，但基本保留正常的外形。常同时伴有患侧下颌升支及体部变长，中线偏向健侧（图10-1）。

【鉴别诊断】

单侧的髁突良性肥大应与髁突骨瘤或骨软骨瘤鉴别。

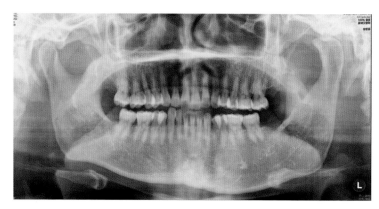

图 10-1　左髁突良性肥大

二、髁突发育不良

髁突发育不良（condylar hypoplasia）指先天性、发育性或获得性疾病影响髁突发育而使髁突体积小于正常。

【临床特点】

1. 两侧髁突发育不良表现为下颌后缩，甚至前牙开𬌗。

2. 一侧髁突发育不良表现为下颌偏斜。

3. 如果有症状，也可表现为弹响或杂音，或关节区疼痛等。

【影像学要点】

1. 曲面体层片可同时观察两侧下颌骨和牙列情况进行对比。

2. X线片显示髁突明显短小，但基本保留正常的髁突外形。常同时伴有患侧下颌骨升支及体部变短，中线偏向患侧（图 10-2）。

【鉴别诊断】

如果是不伴有发育障碍的先天畸形，髁突发育不良很难与骨关节病的髁突磨损短小相鉴别。还需要与特发性髁突吸收（髁突溶解症）鉴别。

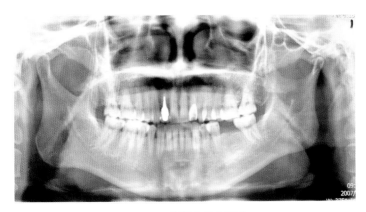

图 10-2　左髁突发育不良

三、双髁突畸形

髁突半圆形顶部出现凹陷改变，好似两个髁突，称为双髁突畸形（bifid condyle）。

【临床特点】

1.一般无明显自觉症状，多在拍片时偶然发现。

2.可以单侧，也可以双侧。

【影像学要点】

冠状位 CT 或 MRI 可见髁突顶部有不同深度的"V"形凹陷裂隙，往往同时伴有相应的关节窝形态改变（图 10-3）。

【鉴别诊断】

应与髁突矢状骨折鉴别。

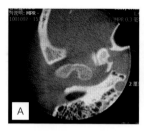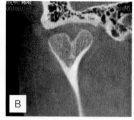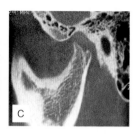

图 10-3　双髁突畸形

A. 右髁突轴位 CBCT；B. 右髁突冠状位 CBCT；C. 右髁突矢状位 CBCT。

第二节　颞下颌关节紊乱病

颞下颌关节紊乱病（temporomandibular disorders，TMD）是指累及颞下颌关节和（或）咀嚼肌，具有一些共同的相关临床问题（如疼痛、弹响、张口受限等）的一组疾病的总称。TMD 包括咀嚼肌及颞下颌关节疼痛类疾病、关节盘移位为主的结构紊乱类疾病，以及骨关节退行性疾病。影像检查的主要目的是对关节源性疼痛如滑膜炎、关节盘移位、穿孔和骨关节退行性疾病做出辅助诊断。

一、滑膜炎

滑膜炎（synovitis）是指颞下颌关节囊、韧带或双板区损伤或者滑膜层无菌性炎症引起的关节源性疼痛性疾病。

【临床特点】

1. 关节区疼痛，开闭口、前伸或侧向运动以及咀嚼时疼痛加重。

2. 髁突外侧或后方有明显的压痛，或推压下颌向后时关节区疼痛。被动开口时关节痛加重。

3. 可单独存在，也可同时伴有关节盘移位和（或）骨关节病。

【影像学要点】

1. MRI 是诊断滑膜炎可靠的影像学依据。

2. 在 T_2 加权像上可见关节腔内积液，呈高信号改变，可以单纯存在于关节上腔或下腔，也可上、下腔均存在。此外，还可见关节盘双板区信号增强（图 10-4）。

3. 如果关节积液明显，X 线许勒位闭口位片或 CBCT 可表现为关节间隙明显增宽，髁突向前下移位。

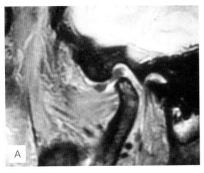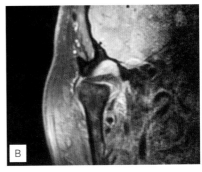

图 10-4 颞下颌关节滑膜炎

MRI 显示关节盘位置基本正常，但关节上、下腔充满高信号的关节液，双板区也呈均匀的高信号。A.T$_2$ 加权像闭口矢状位；B. 闭口冠状位。

【鉴别诊断】

1. 首先应该与类风湿关节炎鉴别，结合临床、病史及实验室检查可以鉴别。

2. 还需要与滑膜软骨瘤病鉴别。滑膜软骨瘤病也表现为大量关节腔积液和滑膜高信号影像，但可见数量和大小不一的低信号游离体影像，为其特征性表现。

二、关节盘移位

颞下颌关节盘移位（disc displacement）是指关节盘位置发生了改变，闭口位时失去了原有正常的盘-髁关系，关节盘移位至髁突前方（前下方），或向髁突内外侧方移位，后移位较少见，干扰了下颌运动时髁突的滑动，造成一系列临床症状和体征。临床上最常见的是关节盘前移位，通常分为可复性盘前移位（disc displacement with reduction）和不可复性盘前移位（disc displacement without reduction）。

【临床特点】

1. 可复性盘前移位表现为开闭口、下颌前伸或侧向运动时弹响，有时会有一过性的关节卡住或锁住，有时伴有疼痛。

2. 不可复性盘前移位急性期或初期往往表现为开口受限和疼痛。随着时间的推移，开口受限和疼痛症状多会逐渐减轻，甚至消失。

【影像学要点】

1. 以往多采用关节造影检查，目前多用 MRI。

2. 造影　侧位体层片闭口位显示前上隐窝造影剂增多、增宽，造影剂下方关节盘影像处于髁突前下方。开口位时，如果是可复性盘前移位，髁突滑动到关节结节下（或前下）方，造影剂几乎全部流向后上隐窝，前上隐窝造影剂变少呈线条状或消失（图 10-5）；如果是不可复性盘前移位，前上隐窝仍有明显的造影剂，残留的造影剂量可多可少，髁突滑动可能受限（图 10-6）。

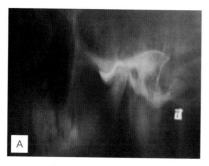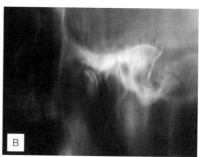

图 10-5　可复性盘前移位
关节造影侧位体层片。A. 闭口位；B. 开口位。

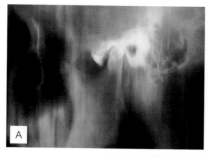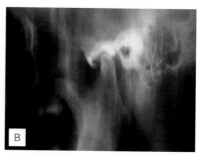

图 10-6　不可复性盘前移位
关节造影侧位体层片。A. 闭口位；B. 开口位。

3. MRI　斜矢状位 T_2 加权像或质子序列成像中，闭口位见低信号的关节盘影像位于髁突顶的前方或前下方，甚至移位至关节结节下方。量化测定：以髁突顶点与髁突头中心点连线作为钟表 12 点时针位置，盘后带和双板区分界（盘后界）与髁突头中心点的连线位于 11:30 时针位置之前（即两线之间的夹角大于 15°），认定为关节盘前移位，通常伴有关节盘变形。如果是可复性盘前移位，最大开口位时，关节盘中间带位于髁突头和关节结节之间（图 10-7）；如果是不可复性盘前移位，关节盘后带仍位于髁突头前方（图 10-8）。

4. 关节盘侧方移位　如果 MRI 冠状位或斜冠状位显示部分关节盘本体部低信号影像位于髁突内极的内下方，为盘内移位（图 10-9）；关节盘部分本体部低信号影像位于髁突外极的外下方，为盘外移位（图 10-10）。

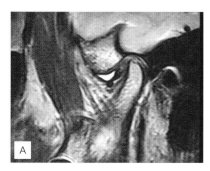
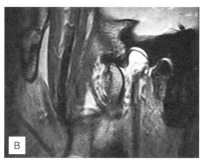

图 10-7　可复性盘前移位

MRI 斜矢状位 T_2 加权像序列成像。A. 闭口位；B. 开口位。

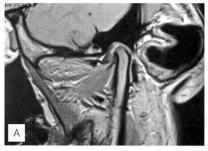
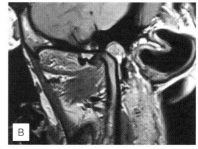

图 10-8　不可复性盘前移位

MRI 斜矢状位质子序列成像。A. 闭口位；B. 开口位。

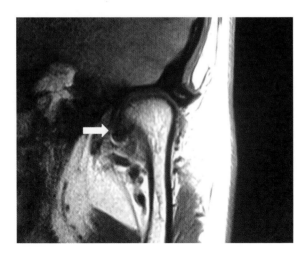

图 10-9　关节盘内侧移位

MRI 冠状位 T_2 加权像序列成像显示关节盘低信号影像位于髁突内极的内下方（箭头示）。

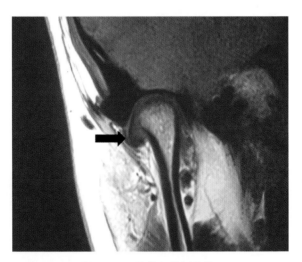

图 10-10　关节盘外侧移位

MRI 冠状位 T_2 加权像序列成像显示关节盘低信号影像位于髁突外极的外下方（箭头示）。

【鉴别诊断】

不可复性盘前移位应与其他原因引起的开口受限鉴别。

三、关节盘穿孔

关节内长期持续存在的微小创伤可导致关节盘穿孔（perforation of disc），甚至破裂。

【临床特点】

1. 关节盘穿孔多同时伴有骨关节病或不可复性盘前移位。

2. 临床没有特异的治疗对策，以对症治疗为主。

【影像学要点】

1. 关节造影是诊断关节盘穿孔较为敏感的检查方法，MRI 对诊断关节盘穿孔的灵敏度较低。

2. 进行关节造影或数字减影关节造影时，只要将造影剂单纯注入关节上腔或下腔，而上、下腔均有造影剂显影，就可做出关节盘穿孔的诊断（图 10-11）。

3. MRI 检查可见髁突密质骨板与关节窝或关节结节密质骨板低信号影像之间无关节盘双板区或本体部影像分隔，即出现所谓"骨 - 骨"直接相对征象。由于关节盘双板区为穿孔好发部位，此征象常见于双板区，可见呈中等信号强度的双板区影像中断（图 10-12）。

【鉴别诊断】

关节盘穿孔的关节造影表现要与反复穿刺造成的穿孔假象鉴别。

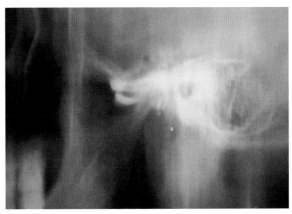

图 10-11　关节盘穿孔
关节上腔造影侧位体层闭口位片显示关节上、下腔均可见造影剂。

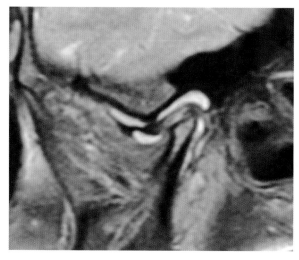

图 10-12 关节盘穿孔

MRI T$_2$加权像闭口位片显示低信号关节盘前下移位，髁突顶处中等信号的双板区连续性中断，上、下腔含高信号的关节渗液（与图 10-11 为同一患者）。

四、骨关节病

颞下颌关节骨关节病（osteoarthrosis）分为原发性骨关节病和继发性骨关节病，两者组织病理学表现相似。骨关节病早期表现为关节软骨基质降解和软骨破坏，即退行性改变。随之表现为软骨下骨（密质骨）的吸收破坏，最后导致较大范围的骨质破坏或增生硬化，关节骨外形变异、畸形，甚至有碎骨片游离脱落等。

【临床特点】

1. 可以表现为 TMD 的一种或几种症状或体征，如疼痛、弹响或杂音、开口受限等。

2. 也可以没有任何症状或体征，于拍片检查时发现。

3. 特征性的临床特点是下颌运动时可以闻及关节区杂音或破碎音。

【影像学要点】

1. 推荐曲面体层片及 CBCT。

2. 主要表现为关节间隙变窄和（或）关节骨的退行性改变。骨的退行性改变可发生在关节窝、关节结节和髁突。最常见且容易观察到的是髁突骨质改变，包括破坏、增生、硬化、短小畸形、囊样变等（图 10-13 至图 10-16）。

3. 如果只表现单一的轻度磨平或轻度硬化改变，可能只是一种生理性改建，要结合临床或其他影像学表现才可以考虑骨关节病。

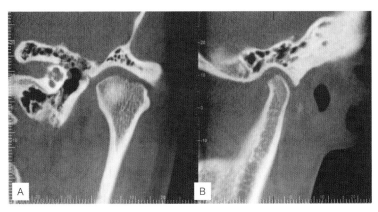

图 10-13　骨关节病
左髁突前斜面外侧早期骨破坏改变。A. CBCT 冠状位；B. CBCT 矢状位。

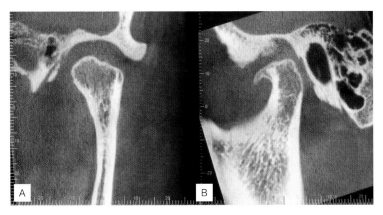

图 10-14　骨关节病
左髁突骨质增生、骨赘形成，对应的关节结节及关节窝也可见骨质增生和硬化。
A. CBCT 冠状位；B. CBCT 矢状位。

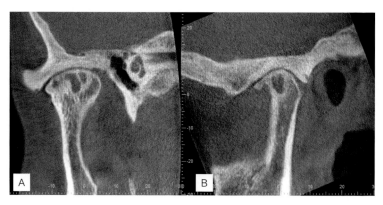

图 10-15　骨关节病

右关节间隙明显变窄，髁突及关节窝骨质硬化，密质骨板下方多个囊样变，
前斜面前缘骨质增生。A. CBCT 冠状位；B. CBCT 矢状位。

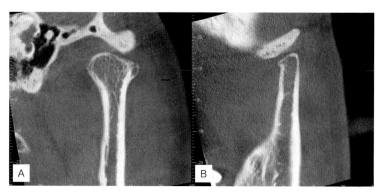

图 10-16　骨关节病

左髁突短小畸形。A. CBCT 冠状位；B. CBCT 矢状位。

【鉴别诊断】

1. 首先应该与其他类型的关节炎，如创伤性、化脓性关节炎或
类风湿关节炎等鉴别。

2. 髁突短小应该与髁突发育不良鉴别。

3. 表现骨质吸收破坏的有时需要与髁突转移瘤或关节区肿瘤
鉴别。

第三节　颞下颌关节强直

颞下颌关节强直（ankylosis）是指由疾病、损伤或外科手术而导致的关节固定和运动丧失。在临床上分为真性关节强直和假性关节强直。真性关节强直常简称为关节强直，假性关节强直又称关节外强直。

【临床特点】

1.真性关节强直可分为骨性强直和纤维性强直。

2.创伤是关节强直的最常见原因，其他原因有感染、类风湿关节炎、强直性脊柱炎等累及颞下颌关节等。

3.关节强直临床表现为进行性开口困难。儿童期发生的关节强直常伴有下颌骨发育短小畸形及咬合关系紊乱。双侧关节强直可表现为小下颌畸形。

【影像学要点】

1.纤维性关节强直　关节间隙密度增高或变得模糊不清，关节窝、关节结节和髁突可有不同程度的破坏，关节骨表面模糊不清，形态不规则。随着病变的进展，关节间隙更加窄小，密度也随之增高（图10-17）。

2.骨性关节强直　正常的关节骨性结构形态消失，表现为致密的骨性团块影（图10-17）。随着病变范围的扩大，髁突和关节窝融合成较大的致密团块，呈骨球状，可波及下颌乙状切迹、喙突、颧弓乃至下颌支，常伴有升支短小、角前切迹明显及喙突过长等改变。面部侧位片可见前牙开𬌗和下颌后缩。

【鉴别诊断】

1.出现骨性关节强直时，诊断并不困难。

2.纤维性关节强直或假性关节强直表现为开口困难，有时要注意与其他疾病如喙突过长或关节区肿瘤等导致的开口受限鉴别。

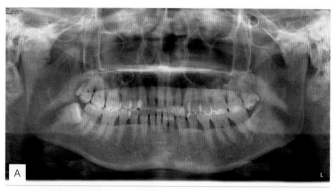

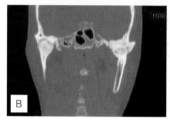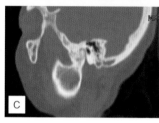

图 10-17　颞下颌关节强直

A.曲面体层片显示两侧关节正常结构影像消失。

B.螺旋 CT 冠状位骨窗显示右侧尚可辨析关节间隙，关节窝和髁突骨质硬化，表面骨质破坏；左侧髁突和关节窝融合成致密团块影，关节间隙完全消失。

C.左侧关节矢状位片显示关节结节、关节窝和髁突骨质完全融合。

第四节　颞下颌关节脱位

颞下颌关节脱位（dislocation）是指髁突滑至关节窝以外，超越了关节运动的正常限度，以致不能自行回复原位。临床上以急性和复发性前脱位较常见，后方脱位、上方脱位和侧方脱位较少见。

【临床特点】

1.急性前脱位常于过大张口后发生，如打哈欠。

2.复发性脱位多因急性前脱位复位后未予以适当的制动，损伤的关节韧带和关节囊未得到及时的修复而致关节韧带和关节囊松弛造成。

3. 老年、中枢神经系统疾病、颅脑术后等导致的复发性脱位也不少见。

【影像学要点】

1. 闭口位许勒位片、曲面体层片及 CT（图 10-18）等均可见髁突不在关节窝内，常位于关节结节前或前上方，关节窝空虚。

2. 外伤引起的脱位，其脱位的方向、位置由打击的力量和方向决定，并常伴有下颌骨骨折和颅脑损伤症状，如伴有关节窝处的颅底骨折。

【鉴别诊断】

根据病史、临床及 X 线检查诊断颞下颌关节脱位并不困难，但陈旧性脱位有时需要注意与关节区肿瘤引起的髁突移位鉴别。

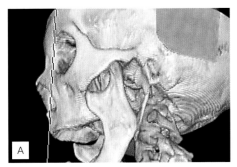
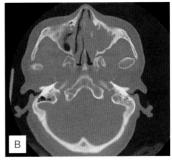
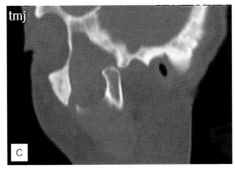

图 10-18　颞下颌关节脱位

A. 螺旋 CT 三维立体图像显示左髁突位于关节结节前方，关节窝空虚；

B. 螺旋 CT 轴位片显示髁突位于颧弓内侧、关节结节（该层面未显示）前方；

C. 螺旋 CT 矢状位片显示髁突位于关节结节前方，关节窝空虚。

第五节　囊肿、肿瘤及瘤样病变

颞下颌关节囊肿、肿瘤和瘤样病变均不常见，但在颞下颌关节疾病的诊断、鉴别诊断和治疗中占有相当重要的位置。

颞下颌关节囊肿在临床上极为少见，仅有个案报道。

颞下颌关节良性肿瘤或瘤样病变有骨瘤、骨软骨瘤、滑膜软骨瘤病及色素沉着绒毛结节性滑膜炎等，其中髁突骨瘤和骨软骨瘤在临床上相对较为常见。

颞下颌关节原发性恶性肿瘤少见，主要有骨肉瘤、滑膜肉瘤及软骨肉瘤等；而转移性肿瘤相对较为常见。

一、髁突骨瘤及骨软骨瘤

【临床特点】

1. 髁突骨瘤（osteoma）及骨软骨瘤（osteochondroma）患者多无明显的自觉症状，常因咬合关系紊乱或面部畸形就诊。

2. 部分患者表现为关节区疼痛、关节杂音、开口型异常，需要与颞下颌关节紊乱病鉴别。

【影像学要点】

1. X线检查可选曲面体层片，CBCT或螺旋CT检查可明确肿瘤的形态、部位、范围及与周围组织的关系。

2. X线影像表现为髁突上有明确的骨性新生物，形态规则或不规则（图10-19）。

3. 骨软骨瘤多为密度不均匀的高密度病变，其中低密度区往往提示肿瘤软骨成分的可能性。

【鉴别诊断】

需要与髁突良性肥大鉴别，后者多基本保留了髁突的正常外形。

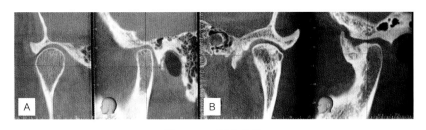

图 10-19 髁突骨瘤

CBCT 显示左侧髁突前缘一不规则的骨性突起，右侧髁突形态和骨质基本正常。

A. 右侧髁突冠状位和矢状位；B. 左侧髁突冠状位和矢状位。

二、滑膜软骨瘤病

滑膜软骨瘤病（synovial chondromatosis）为关节、滑膜囊或腱鞘的滑膜组织发生的良性、结节性软骨增生。

【临床特点】

1. 临床表现差别较大，轻者可无明显的自觉症状，仅在体检拍摄 X 线片时偶然发现，但多数患者存在关节区不适、肿胀、疼痛、关节内杂音和不同程度的开口受限。

2. 少数患者病变可突破关节侵入腮腺、颞骨甚至颅内。

3. 个别病例可以发生恶变。

【影像学要点】

1. X 线　普通 X 线检查表现为关节间隙增宽，关节腔内多个高密度的游离体存在，可伴有髁突和关节窝的骨质破坏、硬化等改变。

2. CT　CT 图像上，可以清楚显示数目不等的关节游离体及髁突或关节窝骨质的改变（图 10-20）。

3. MRI　MRI 检查可提供更多的诊断信息。可见滑膜组织增生、变厚，甚至呈团块状；病变内可见大量小环状影像，以及中心为低信号的游离体，大小不一；T_2 加权像常可见大量关节腔积液的高信号影像（图 10-20）。同时，MRI 可显示关节盘不同程度的变形及变性改变。

【鉴别诊断】

游离体数目少的病例需要与骨关节病或关节盘钙化相鉴别。此外，还应与其他颞下颌关节占位性病变相鉴别。

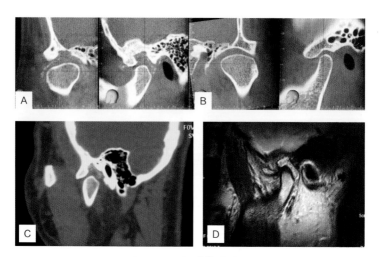

图 10-20 滑膜软骨瘤病

A. CBCT 显示右侧颞下颌关节间隙增宽，内有大量点状钙化影，关节窝骨质不规则凹陷
破坏；B. 左侧髁突及关节间隙大致正常；
C. 螺旋 CT 矢状位片显示关节窝骨质破坏，关节间隙内点状钙化影；
D. MRI 显示关节上腔及关节盘双板区高信号团块或条带影，内含大量小圆形低信号区。

三、色素沉着绒毛结节性滑膜炎

色素沉着绒毛结节性滑膜炎（pigmented villonodular synovitis）是一种增生性疾病，常发生于关节滑膜、腱鞘和滑膜囊。镜下其病变部位往往呈现绒毛或结节样纤维结缔组织增生，并有含铁血黄素沉着，因此得名。该病又称为弥漫性腱鞘巨细胞瘤（diffuse-type giant cell tumor of tendon sheath），具有局部侵袭性。

【临床特点】

1. 最常累及的关节是膝关节，其次为髋关节、踝关节等，发生在颞下颌关节者罕见。

2. 临床表现为关节区肿块，一部分患者有类似颞下颌关节紊乱病症状，如咀嚼疼痛、关节杂音以及张口受限等均可出现。

【影像学要点】

1. CT 或 MRI 影像检查必不可少，可以确定病变的特征、部位和范围（图 10-21）。

2. CT 表现为软组织肿块，可伴钙化，呈不均匀强化，可伴有髁突和颅底骨质的吸收或破坏。

3. 病变区沉积的含铁血黄素在 T_1 和 T_2 加权像上可表现为特征性的低信号。有些病例可见明显的关节窝骨侵蚀表现。

【鉴别诊断】

1. 应与其他颞下颌关节占位性病变相鉴别，如滑膜软骨瘤病等。

2. 如果伴有髁突或颅底骨质的吸收或破坏，还应与低度恶性肿瘤相鉴别，而最终的确诊依靠病理学检查。

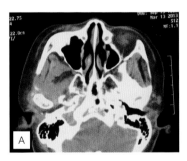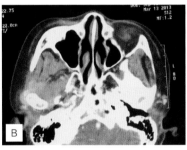

图 10-21　色素沉着绒毛结节性滑膜炎

A. 螺旋 CT 平扫可见右侧髁突前及外侧软组织团块影，边界不清，内见高密度点状钙化影；B. 增强 CT 见不均匀强化，外侧显著。

四、恶性肿瘤

颞下颌关节恶性肿瘤（malignant tumor）分为原发性恶性肿瘤和转移瘤两类，以转移瘤相对较为常见。关节原发性恶性肿瘤包括软骨肉瘤、骨肉瘤、滑膜肉瘤及纤维肉瘤等，均极少见。

【临床特点】

1. 临床上可表现为关节区疼痛、局部肿胀、感觉异常及开口受限等症状，但亦可无明显临床症状。

2. 转移瘤以癌转移者较多。

3. 无论是原发性恶性肿瘤还是转移瘤，均可因出现与颞下颌关节紊乱病相类似的症状而混淆。

【影像学要点】

1. 颞下颌关节恶性肿瘤均以关节结构的广泛破坏为主要表现。骨肉瘤可同时有骨膜成骨改变，典型者表现为日光放射状。

2. 颞下颌关节的转移瘤常表现为髁突的广泛破坏（图10-22），一般无特征性改变，也无法确定其原发病灶的来源。有些患者可见髁突骨质广泛破坏后的残余骨岛，此X线征对于诊断髁突转移瘤有重要价值。某些来源于前列腺癌、乳腺癌等恶性肿瘤的转移瘤可同时有成骨硬化表现。

【鉴别诊断】

1. X线表现为髁突骨破坏时需要与骨关节病、类风湿关节炎等可以造成关节骨破坏的疾病鉴别。

2. 对于儿童患者，还要考虑朗格汉斯细胞组织细胞增生症引起的髁突骨破坏。

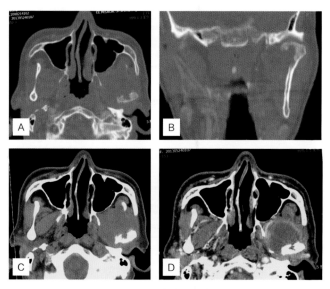

图 10-22　肺癌髁突转移

A. 螺旋 CT 轴位骨窗显示左髁突前缘及内部骨质破坏性改变；
B. 冠状位骨窗显示左髁突内侧大部分骨质不规则破坏；
C. 轴位平扫见髁突前方软组织肿块影，边界不清，髁突前缘骨质缺损；
D. 轴位增强扫描见明显的边缘强化。

第六节　病例诊断示范

一、范例1

【病史及临床检查】

患者女性，37 岁，左侧颞下颌关节疼痛 2 周。2 周前起左侧颞下颌关节咀嚼时疼痛，伴开口受限。左侧颞下颌关节曾有多年弹响史。临床检查：开口度 25 mm，开口型左偏。左侧颞下颌关节开口时疼痛（＋），可及摩擦音。

【影像学检查】

双侧颞下颌关节 CBCT（图 10-23）。

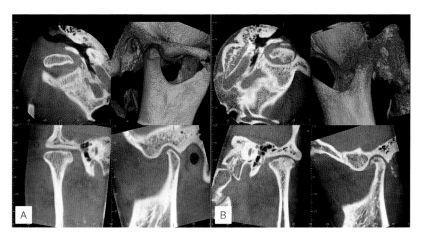

图 10-23　范例 1 的双关节 CBCT 影像

A. 右侧；B. 左侧。

【影像学表现】

CBCT：双髁突形态欠对称。左髁突位置大致居中，前斜面骨质增生、硬化，骨赘形成，髁突顶密质骨下方可见囊样变；右髁突后移位，骨质未见确切异常。

【影像学诊断】

颞下颌关节骨关节病。

二、范例 2

【病史及临床检查】

患者女性，14 岁，因上前牙突、牙不齐准备行正畸治疗，常规拍片发现关节问题转到我院颞下颌关节门诊。4 年前曾有过右侧颞下颌关节弹响，否认疼痛，否认张口受限史。临床检查：开口度 40 mm，关节、肌肉无压痛，未及弹响和杂音，前伸和侧向运动正常。

【影像学检查】

头影测量片、曲面体层片、CBCT、MRI（图 10-24）。

【影像学表现】

头影测量片（图 10-24A）：下颌明显后缩。

曲面体层片（图 10-24B）：牙列拥挤，左、右下颌各缺一双尖牙；两侧髁突形态不对称，右侧髁突形态不佳。

CBCT（图 10-24C 和 D）：右侧髁突形态显短小，表面欠平整；左侧髁突骨质大致正常。

MRI（图 10-24E 至 H）：两侧关节盘均前移位至关节结节下方，明显变形，双板区拉长；大张口位时，关节盘进一步变形，仍位于髁突前方。

【影像学诊断】

颞下颌关节骨关节病伴双侧不可复性盘前移位。

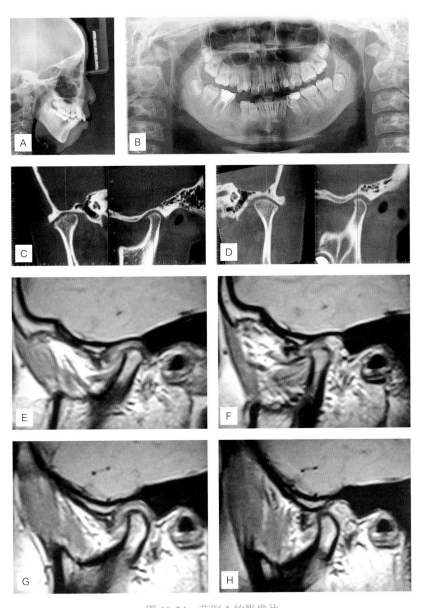

图 10-24　范例 2 的影像片

A. 头影测量片；B. 曲面体层片；C. 右侧关节 CBCT；D. 左侧关节 CBCT；
E. 右侧关节闭口位 MRI；F. 右侧关节大张口位 MRI；G. 左侧关节闭口位 MRI；
H. 左侧关节大张口位 MRI。

参考文献

[1] 傅开元. 颞下颌关节紊乱病影像检查的必要性及存在的问题 [J]. 中华口腔医学杂志，2019, 54(8): 505-509.

[2] 傅开元, 张万林, 柳登高, 等. 应用锥形束 CT 诊断颞下颌关节骨关节病的探讨 [J]. 中华口腔医学杂志, 2007, 42(7): 417-420.

[3] 马绪臣. 口腔颌面医学影像学 [M]. 2 版. 北京：北京大学医学出版社，2014

[4] 毛伟玉, 刘木清, 傅开元. 颞下颌关节弥漫型腱鞘巨细胞瘤的 CT 影像特征[J]. 华西口腔医学杂志，2018, 36(3): 282-286.

[5] 王铁梅, 余强. 口腔医学：口腔颌面影像科分册 [M]. 北京：人民卫生出版社，2015.

[6] 张震康, 俞光岩. 口腔颌面外科学[M]. 2 版. 北京：北京大学医学出版社，2013.

[7] Liu YS, Yap AUJ, Lei J, et al. Association between hypoplastic condyles and TMJ disc displacements: a CBCT and MRI metrical analysis[J]. Int J Oral Maxillofac Surg, 2020,49: 932-939.

[8] Lei J, Han JH, Liu MQ, et al. Degenerative temporomandibular joint changes associated with recent on-set disc displacement without reduction in adolescents and young adults[J]. J Craniomaxillofac Surg, 2017,45 (3): 408-413.

（傅开元）

第十一章

口腔种植的影像学检查

国家卫生和计划生育委员会印发的《口腔种植技术管理规范》中明确规定，首次手术治疗前应当依照常规进行颌骨X线检查与诊断，从事口腔种植的医疗机构应具备曲面体层或颌骨CT影像诊断设备及诊断能力。这说明了影像学检查在口腔种植中的重要性。

一、口腔种植影像学检查目的

在口腔种植中进行影像学检查的目的大致可以归纳为以下几个方面。

1. 评价种植区的骨质和骨量情况。拟种植区域内骨质应有足够的密度和足够的高度及宽度，这是种植成功的必备条件。

2. 评价与种植区相关的解剖结构关系，如上颌窦、下颌管、切牙管以及近几年广受关注的下颌切牙下方的下颌管延伸部等，都是种植过程中需要注意的重要解剖结构，否则容易引起疼痛、下唇麻木、上颌窦感染及口底血肿等并发症。同时，上颌窦内的病变也需要在种植术实施前做好评估。

3. 评估种植区的骨形态。由于颌骨的形态多样，有时在平片上显示良好的骨结构，在三维影像上可以表现为刀状牙槽嵴和牙槽骨倒凹等，这就需要在种植术前对颌骨形态进行充分评估，以免种植体穿通颌骨等情况发生。

4. 评价颌骨内偶然发现的病变情况及与拟种植区域的关系。有时，影像学检查会偶然发现颌骨内存在的病变，这就需要临床医生充分评估其性质及是否需要进一步行颌骨手术等。

5. 评价种植术后种植体与骨结合情况。种植成功的标准之一是种植体周围无 X 线透射区，这就要求必须用影像学检查来确定种植体与骨的结合情况。由于射线束硬化伪影的影响，不建议应用口腔颌面锥形束 CT 作为术后评价种植体与骨结合情况的影像学检查方法（图 11-1）。对于单颗种植体，建议使用根尖片（图 11-2）；对于不同象限的多颗种植体，建议使用曲面体层片作为检查手段。

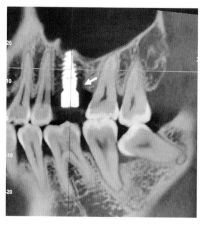

图 11-1　种植后的 CBCT 图像
箭头所示为由于射线束硬化伪影，种植体周围牙槽骨呈透影带，易误认为，种植体周围炎。

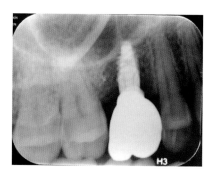

图 11-2　16 种植修复后的根尖片

6. 评价移植骨是否适合种植牙。近几年，随着修复外科的进步和成熟，颌骨截骨后骨移植的成功率越来越高。为了恢复患者的咀嚼功能，常常需要在移植骨上实施牙种植术。这就需要在种植术实施前通过影像学检查的方法对移植骨的骨质、骨量和截骨端愈合情况进行充分评估，以决定是否适合牙种植术。

二、口腔种植影像学检查方法

口腔种植的影像学检查方法目前主要包括根尖片、曲面体层片和口腔颌面锥形束 CT。有关各个检查方法的具体操作已在第一章中详述，这里不再赘述。将各个检查方法在口腔种植中应用的优缺点归纳为表 11-1，供参考。

表 11-1 口腔种植常用影像学检查方法优缺点比较

检查方法	临床应用	优点	缺点	放射剂量
根尖片	· 单牙位种植	· 分辨率高 · 价廉 · 易于获取	· 图像易于扭曲、变形 · 成像范围局限 · 图像可重复性差	低
曲面体层片	· 多牙位种植 · 全面了解颌骨与相邻解剖结构情况	· 可获取上、下颌骨解剖结构信息 · 价廉 · 易于获取	· 图像易于扭曲、变形 · 分辨率较低 · 图像有放大	低
锥形束 CT (CBCT)	· 单牙位或多牙位种植区三维影像信息	· 图像易于观察和解读 · 准确评估骨质和骨量 · 与种植相关软件兼容 · 操作简单 · 可自由选位	· 价格相对较高 · 设备普及率相对较低	高

参考文献

1. 国家卫生和计划生育委员会. 口腔种植技术管理规范 [Z]. 2013.

2.Mupparapu M，Singer SR. Implant imaging for dentist[J]. J Can Dent Assoc , 2004, 70(1):32-32.

3.Monsour PA，Dudhia R. Implant radiography and radiography[J]. Australian Dental Journal, 2008, 53(1 Suppl): S11–S25.

（李刚）

索 引